Silvia Boadella

Die tragende Haut

Silvia Boadella

Die tragende Haut

Von Geburt und Sterben

Roman

arbor

Arbor Verlag
Freiburg im Breisgau

1. Auflage 2014

Titelbild: Sophie Taeuber-Arp: Composition à motifs d`oiseaux, 1928
Foto: Peter Schälchli
Portraitfoto: Christine Kocher

Zitat „Hervorkommen ins Tageslicht“: Übersetzt von Silvia Boadella, nach einer englischen Version von David Boadella

Zitat S. 28: Dschalal ad-Din ar-Rumi: „Jenseits aller Ideen“: Übersetzt von Silvia Boadella, nach einer englischen Version von Coleman Barks

Druck und Bindung: Westermann, Zwickau
Hergestellt von mediengenossen.de

Dieses Buch wurde auf 100 % Altpapier gedruckt und ist alterungsbeständig. Weitere Informationen über unser Umweltengagement finden Sie unter www.arbor-verlag.de/umwelt

www.arbor-verlag.de

ISBN 978-3-86781-134-7

Ich bin aus den ursprünglichen Wassern geboren worden,
bevor es einen Himmel gab, um ihn einzuatmen,
bevor es eine Erde gab, um darauf zu stehen,
bevor es Berge gab am Horizont.
Ich bin geboren worden, bevor es etwas zu bekämpfen gab.
Ich bin geboren worden, bevor es etwas zu fürchten gab.

Aus dem ägyptischen Buch Pert em Hru
(Hervorkommen ins Tageslicht)

Der Ruf

Vorklang

Das Telefon klingelt, ich nehme ab und höre nur ein einziges Wort: „Komm!" Es ist Monikas Stimme. Sie erreicht mich aus einer entfernten psychiatrischen Klinik in unserem Haus im Alpenvorland.

Soll ich wirklich gehen? Nur weil sie sagte: „Komm!" und dann den Hörer auflegte? Mein Kopf zögert noch: Ruf in der Klinik an, finde zuerst heraus, was vor sich geht. Sara, unsere Freundin, ist gerade zu Besuch, da ist mein Kind und mein Hund, und nichts ist organisiert für eine Reise. „Geh erst in ein paar Tagen, bereite alles in Ruhe vor", meint Dennis, mein Mann, beschwichtigend. Doch mein innerster Impuls sagt mir: Geh jetzt! Trotzdem telefoniere ich noch mit der Klinik. Ina, Monikas Krankenschwester, bestätigt mir: „Ihr Zustand ist bedenklich. Sie verweigert seit einigen Tagen das Essen und seit heute Morgen trinkt sie nichts mehr."

Monika will also sterben. Und sie will es mit mir. Monika ist meine Stiefmutter, lange Zeit hatten wir es schwer miteinander. Komm! Dieses eine Wort von ihr schwingt in mir nach, wie ein Grundton des Vertrauens: Mirjam, ich zähle auf dich, ich brauche dich. Jetzt. Ich rufe sie nochmals an: „Monika, ja, ich komme. Ich fahre morgen zu dir." – „Wann bist du da?" –

„Um die Mittagszeit.“ – „Wann genau?“ – „Ich fahre um halb zehn von hier los und treffe dann um elf am Bahnhof bei dir ein. Von dort nehme ich ein Taxi zur Klinik“, erkläre ich ihr, damit sie meinen Weg zu unserer Begegnung kennt. „Um zwanzig nach elf bin ich da.“ – „Gut“, sagt sie. Sie stellt nun ihre innere Uhr auf diese Verabredung ein. Ich packe warme Sachen und etwas zum Übernachten ein. In ihrem Zimmer werde ich mir ein Bett hinstellen lassen und sie in diesem Prozess nicht mehr verlassen. Ich stelle mich auf eine längere Zeitspanne ein. In meine Handtasche stecke ich noch einen dünnen Band mit Gedichten. „Wann bist du wieder zurück?“, bedrängt mich meine Familie. – „Zeitpunkt unbekannt.“ – „Glaubst du wirklich, dass Monika stirbt?“, fragt Dennis. „Ja, ich bin mir sicher.“

Ich wusste nicht, dass Monika schon seit Frühlingsbeginn ins Sterben eingetreten war. Ina erzählte mir später: „Ich musste sie im Rollstuhl oft ans offene Fenster schieben. Da schaute sie dann stundenlang in den Park hinaus. Sie schien heiter dabei.“

Monika sah in den aufblühenden Frühling: ins grüne Gras, in die gelben Primeln, sie nährte ihre Seele mit Blüten. Ich selber hörte seit Frühlingsbeginn Beethovens Frühlingssonate, sie erfüllte mich ebenfalls mit Heiterkeit.

Mitten in der Nacht sinke ich in ein tiefes Vertrauen hinein. Ich liege auf dem Bett und habe gleichzeitig das Gefühl, in etwas wie Luft zu ruhen, von der ich getragen werde. Es kommt mir dabei vor, als würde ich hinübergetragen in eine andere Welt.

Am nächsten Morgen trete ich reisebereit vor das Haus. Ich blicke kurz über die Hügel auf den weiten See hinunter, der am Horizont in den Himmel aufsteigt.

Wie ich im Zug sitze und durch die blühende Landschaft fahre, höre ich Beethovens Musik in mir erklingen und sehe den Frühling in einer unbekannten, strahlenden Kraft. Ich fahre durch ein goldenes Licht hindurch, im Geburtskanal der Ankunft. Ankunft wohin? Ankunft ins Sterben.

Noch nie habe ich ein Sterben miterlebt. Meine Mutter starb, als ich noch fast ein Kind war, und mein Vater hielt mich von ihr fern. Alles, was ich von ihr noch zu Gesicht bekam, war eine versiegelte Urne. Er selber starb später so plötzlich, dass ich auch bei ihm nicht dabei sein konnte.

Einmal erst in meinem bisherigen Leben habe ich einem Toten ins Angesicht gesehen. Es war der Sohn meiner Freundin, der kurz nach der Geburt im Kindbett gestorben war und danach in der Kapelle des Kinderspitals aufgebahrt wurde. Ich spürte eine Distanz zu ihm, er sah für mich wie ein wächsernes Püppchen aus. Ich konnte alles nur von außen wahrnehmen und das schmerzte mich. Damals war ich befremdet. Wie eine Fremde in einem fremden Geschehen.

Mit Monika bin ich nun mittendrin, in diesem gemeinsamen Geschehen, im Gold der Morgensonne. Unterwegs blühen mir die Obstbäume zu und grüßen mich mit ihrem festlichen Glanz.

Einklang

Wie versprochen bin ich mit dem Taxi vorgefahren. Punkt zwanzig nach elf betrete ich das Gebäude. Da ich damit rechne, dass ich von nun an ununterbrochen in Anspruch genommen werde und dass es in dem Schlafzimmer der Klinik mit seinen geöffneten Fenstern kühl sein wird, suche ich noch eine Toilette auf und ziehe mich wärmer und schon so bequem an, dass ich mich in ein Bett neben sie legen kann, um bei ihr zu bleiben. Denn dies werde ich mir von der Klinik erbitten. Ich rechne mit einem Prozess durch Tage und Nächte. In mir ist zeitlich alles offen. Ich gehe durch die Gänge der Klinik auf die gerontologische Abteilung zu. Von fern ist mir bewusst, dass ich als ein anderer Mensch durch diese Gänge zurückkehren werde, als ich sie jetzt durchschreite.

Unterwegs komme ich an einem Warteraum mit einem Getränkeautomaten vorbei. Während ich noch schnell eine Tasse Kaffee zur Erfrischung trinke, holt mich eine schwierige Erinnerung ein.

Kurz nach der Geburt meines Kindes versetzte Monika mir einen Schlag. Unvermittelt erhielt ich auch damals einen Anruf. Das Telefon klingelte, und obwohl etwas in mir zögerte, meldete ich mich. „Du hast ein Kind geboren?“, fragte die Stimme am anderen Ende. Es war Monikas Stimme. Sie erreichte mich schon damals aus dieser psychiatrischen Klinik, wo sie seit einiger Zeit leben musste. Ich war überrumpelt: „Ja“, sagte ich einfach. „Soso“, antwortete sie. Schweigen. Ich versuchte mich aus der Überraschung heraus zu sammeln, doch bevor mir dies gelang, sagte die Stimme in barschem Ton: „Du kannst doch gar nicht mit einem Kind umgehen, du bist doch eine Intellektuelle!“ Und abrupt wurde das Gespräch abgebrochen. Die harsche Stimme verletzte mich. Durch die Nähe mit dem Neugeborenen war ich gerade besonders empfindsam. Ihre Verurteilung traf mich mitten ins Mark in jener Zeit, wo ich mich so sehr bemühte, alles richtig zu machen.

Der Abbruch des Kontaktes war wie ein Schnitt. Es muss auch Monika geschmerzt haben. Was für Verletzungen sind zwischen uns geschehen! Und doch ist eine Liebe zueinander gewachsen.

Ich stelle die leere Kaffeetasse hin, gehe weiter und nähere mich jetzt dem Zimmer 207. Aufgeregt und etwas scheu öffne ich die Türe. Da liegt Monika in ihrem Bett. Neben ihr sitzt die Krankenschwester. Sie atmet auf: „Gut, dass Sie kommen.“ Monika atmet stoßweise, ein langes Ausatmen, ein kurzes Einatmen. Der Rhythmus ist Staccato. Ihre Augen sind geschlossen, nach innen versenkt, sie begrüßen mich nicht mehr. „Sie liegt ja schon im Sterben!“, sage ich. „Wann ist sie in diesen Prozess eingetreten?“ – „Eben erst, vor fünfzehn Minuten“, antwortet Ina. Vor fünfzehn Minuten! Gemäß unserer Vereinbarung in dem Moment, als ich die Klinik betrat. Sie hat es also gespürt: Jetzt ist Mirjam da. Jetzt kann ich zu sterben beginnen. Sie hat ihre innere Uhr auf mich eingestellt, ohne auf eine äußere Uhr zu schauen. Wir haben uns an einem inneren Ort aufeinander zubewegt. Da findet unsere Begegnung statt, und hier arbeitet Präzision. Schwester Ina verlässt den Raum. „Rufen Sie mich, wenn Sie etwas brauchen.“

Nun sind wir allein. Die Sonne leuchtet durchs Fenster. Ich setze mich zu deiner Linken an dein Bett. Meine liebe Monika! Wir sind zu zweit in diesem Sterben, in diesem Kanal der Ankunft. Was wird ankommen? Wir wissen es beide nicht. Es ist eine Reise ins Unbekannte. Du wirst etwas weiter reisen als ich. Wie weit kann ich mit?

Du atmest aus und aus. Ich erinnere mich an die Geburt meines Kindes. Atmete ich so in der Austreibungsphase, als sich sein Kopf durch die Enge des Geburtskanals schob? Was schiebt sich durch die Enge deines „Geburtskanals"? Ist er überhaupt eng? Was treibst du aus? Ist es deine Seele? Und was geschieht dabei mit uns beiden, mit meinem Ich, mit deinem Du?

Ich ergreife deine Hand, ich singe dir zu, wie lange weiß ich nicht, das Zeitgefühl hat aufgehört. Du atmest aus und aus. Ich singe dir zu. Ich spüre, dies tut dir gut. Du öffnest deine Augen nicht nach außen. Du schaust nach innen, tief in dich hinein. Hörst du mich? Ich glaube, ja. Manchmal spreche ich Worte der Ermutigung zu dir: „Gut machst du es, gut!"

Es gibt keinen Zweifel, was zu tun ist, ob ich singen soll, ob ich sprechen soll oder schweigen. Ich bin zuinnerst bei dir, in diesem gemeinsamen Geschehen, und handle. Handelt es in mir? Sterbe ich ein Stück weit mit? Werde ich mit gestorben?

Deine Geburtshelferin bin ich, die Hebamme deines Sterbens. Ich lege meinen Kopf nah an dein Herz und schaue deinen Körper hinunter, zum Fenster hinaus, in den Frühling. Draußen hat sich das Licht verändert, es dunkelt schon ein wenig ein. Ich fühle deine Füße unter der Decke. Wie geht es ihnen? Soll ich sie halten? Nein, sie ruhen schon. Sie wollen nicht ins Leben zurückgerufen werden. Ich meine zu spüren, wie all deine Energie hinauf zum Herz steigt und sich dort versammelt. Wie einen Fluss sehe ich sie aufsteigen. Wie Wasser –

die Wasser des Lebens. Kurz stehe ich auf und fächle die Luft unterhalb deiner Füße körperaufwärts, dem Herzen zu. Ich habe das Gefühl, dass dies hilft, dass „die Wasser" so noch besser fließen können, hinauf und hinauf. Ich nenne es „Wasser", weil es fließt, aber es hat eher die Konsistenz von Luft. Es ist eine Art von fließender Energie. Wieder setze ich mich zu dir und lege meinen Kopf an dein Herz. Es ist ein inniges Gefühl, so bei dir zu liegen. Eine große Ruhe breitet sich aus in diesem gemeinsamen Herzraum.

Ich erinnere mich: Wir zwei. Du bist spät in unser gemeinsames Leben gekommen. Hast nach dem Tod von Mama Papa geheiratet. Zu dieser Zeit erhielten meine Schwester Rosa und ich eine Postkarte von dir. Zwei Rehlein waren darauf abgebildet. „Ich möchte euch Liebe schenken", stand da. Das war nicht so einfach. Wir waren keine Rehlein, wir waren zwei verlassene Kinder, die Kinder von Mama. Und du die Stiefmutter. Durch viel Schweres sind wir da gegangen, du und ich: Schmerz, Eifersucht, Verrat und vieles mehr. Aber wir wollten doch beide nur das Beste. Und jetzt liege ich, dein Stiefkind, bei dir und begleite dich im Sterben. Du hast dich mir anvertraut. Etwas erfüllt sich.

Oft habe ich dich in dieser Klinik besucht. Ich versuchte dir in deiner Krankheit zu helfen, was sich als schwierig erwies. Du warst gemäß den Begriffen der Fachärzte psychotisch und depressiv. Und du warst wutentbrannt. Du schlugst die anderen Patienten, du beschimpftest alle, auch mich.

„Soll ich dir etwas erzählen?", fragte ich dich einmal bei einem Besuch. „Ja, erzähl!" So begann ich meine Geschichte: „Ich habe von dir geträumt. Du warst eine schöne Frau mit einem strahlenden Gesicht, doch ganz allein in einer Wüstenlandschaft. Neben dir standen zwei kleine Kinderschuhe. Ich glaube, dass du damals schon in die Wüste geschickt worden bist. Du vereinsamtest und dein Trauern begann. Aber du bist immer noch die schöne Frau. Und auch wenn du wütest und hässlich bist in deiner Krankheit, sehe ich dies nur als eine Maske. Wie immer du zu mir bist, Monika, spreche ich auch zu dir hinter der Maske, zu der Frau mit dem leuchtenden Gesicht."

Du hörtest mir damals aufmerksam zu. „Du bist mein Liebstes", sagtest du mir dann, „nur du verstehst mich." Und du vertrautest mir. So hast du mich auch gestern angerufen, zu der Zeit, wo deine Seele schon den Tod gerufen hatte. Du sagtest einfach: „Komm!" Und ich kam.

Warum erinnere ich mich jetzt gerade an diesen Dialog? War dies das Wichtigste zwischen uns? Und woran erinnerst du dich? Ich weiß nicht, wie lange wir so nebeneinander liegen. Ich singe dir manchmal noch zu. Dein Atem ist ruhiger geworden. Nehme ich ihn noch wahr?

Da bemerke ich den Widerschein eines orangenfarbenen Lichtes. Es ist so stark, dass ich sofort annehme, jemand sei unbemerkt hereingekommen und habe eine Lampe mit einem orangenen Schirm angezündet. Ich setze mich auf, schaue mich um. Da ist gar keine Lampe, doch ich meine ein orangenes Licht um deinen Kopf zu erkennen und auch in der Weite über ihm. Sehe ich richtig? Ich blinzle, ich traue meinen Augen nicht: Ja wirklich, ich empfinde ein Licht um deinen Kopf. Es ist schön, wunderschön!

Ich stehe auf und halte mein Ohr an deinen Mund. Vernehme ich dich noch? Hat mich das Licht gerufen? Ich lausche an dir, zutiefst bewegt, ich höre dein letztes Atmen. Du atmest ein und aus. Ich schaue dich lange an. Dein Gesicht strömt Frieden aus, einen Friedenston.

Blick in den Garten hinaus, gelbe Primeln. Eine Musik erklingt. Sie kommt von innen. Es ist wiederum Beethovens Frühlingssonate, sie verströmt Leichtigkeit und Heiterkeit. Ich weiß nicht, wie lange ich so zuhöre. Hörst du mit, liebe Monika? Regungslos sitze ich da. Tiefe Ruhe, in mir, in dir. Das orangene Licht um deinen Kopf mit seiner unsichtbaren Lichtquelle ist verblasst. Im ganzen Raum begrüßt mich nun eine weiche, honigfarbene Atmosphäre.

Die Tür geht auf und ein junger Arzt kommt herein. Er tritt von der anderen Seite an dein Bett und stellt erstaunt fest: „Frau Graf ist ja schon gestorben! Warum haben Sie mich nicht gerufen? Sie atmet ja nicht mehr, sie ist schon klinisch tot." Und er trägt eine Uhrzeit in eine Tabelle ein.

„Bitte lassen Sie mich noch mit ihr allein", sage ich zu ihm. Und blitzschnell überlege ich eine Begründung, auch wenn sie nicht ganz zutrifft: „Ich stehe dem tibetischen Buddhismus nahe und möchte nach dieser Lehre den Abschied praktizieren. Vielleicht wissen Sie, dass die Tibeter ihre Toten begleiten und mit ihrer Seele sprechen. Genau das möchte ich auch." Er ist sehr respektvoll: „Wie lange brauchen Sie dazu?" – „Solange wie möglich." – „Wie lange denn?" – „Was ist denn die längste Zeit, die Sie mir geben können?" Er denkt nach: „Die anderen Mitbewohner dieses Zimmers können im Aufenthaltsraum bleiben, bis sie sich zum Schlafen vorbereiten müssen, also bis sieben Uhr abends." Ich bin erleichtert. Er verlässt den Raum und unterrichtet draußen seine Mitarbeiter.

Dass das Sterben oft ganz anders vor sich gehen kann, wurde mir erst später im Gespräch mit Ina klar. Sie erzählte mir auch, dass die übrigen Insassen der gerontologischen Abteilung im Aufenthaltsraum saßen und raunten und staunten: So, so, die Frau Graf ist schon gestorben! Und wie sie gestorben ist, so ruhig und friedlich! Sie hat doch sonst immer so gewütet, ja sogar geschlagen, wild um sich geschlagen. Erinnert ihr euch? Sie war doch böse zu uns. Und jetzt hat der liebe Gott sie so friedlich zu sich geholt. Kaum zu glauben!

Während wir draußen das Gesprächsthema des Abends sind, finden wir zu unserer Stille zurück. Zeit gewonnen, Zeit. Du und ich. Zusammen in der Weite der Ankunft. „Klinisch tot", sagte der Arzt. Ich schaue dich an: Atmest du wirklich nicht mehr? Es ist ruhig in dir. Auch um dich ganz ruhig. Nichts ist vernehmbar. Und doch habe ich das Gefühl, als atme es noch. Als würdest du woanders weiteratmen. Ich bin still, ganz still. Und wieder höre ich diesen Friedenston.

Versunken ruht mein Blick auf dir. Da verströmst du einen Duft, einen unendlich süßen Duft. Ich rieche ihn, atme ihn ein. In seiner Süße vernehme ich ein Grüßen: Hallo, da bin ich, ich bin immer noch da. Ich danke dir für dein Mitsein. Monika spricht mit mir durch die Süße des Duftes, sie spricht! Er strömt zu mir herüber und hüllt mich ein. Tränen fließen in meine Augen: „Ich liebe dich so sehr." Ich spreche dir das zu, inniglich.

Nun realisiere ich, dass du „hörst": Um deine Ohren ist eine lebendige, einströmende, aufnehmende Bewegung, als würdest du die Worte einsaugen, als würdest du sie wie Wasser des Lebens trinken und trinken. Und im Raum erscheint noch immer eine helle, honigfarbene Atmosphäre. Sie grüßt mich mit ihrer Zartheit, ihrer Güte, ihrer Weisheit. Alle meine Sinneskanäle sind weit offen. Ich höre den Ton, rieche den Duft, sehe den Lichtschein und spüre, wie ich in all dem von dir umfangen werde. Und ich berühre dich zurück mit meiner Liebe. Wir sind in einer gemeinsamen Umarmung, zuinnerst.

Es klopft an die Tür. Ich rühre mich nicht. Sie öffnet sich einen Spalt, Ina schaut herein. Sie hält in ihrer Hand drei Rosensträuße: einer weiß, einer gelb, einer rosa. Als wollte sie uns damit gratulieren. Sie kommt auf uns zu, sie ist berührt. „Wie friedlich sie aussieht! Ich habe die Rosen schon in der Mittagpause im Supermarkt gekauft, ich wusste, dass sie sterben wird.“ Sie spricht dich an, bewegt: „Liebe Frau Graf.“ Und stellt die Rosen neben dich in eine Vase. Es ist ihr Abschiedsgeschenk. Ihr letzter Liebesdienst?

Nein, noch nicht. Sie beginnt, mir Anweisungen zu geben: „Wir müssen sie jetzt aus dem Bett herausnehmen und aufbahren. Das ist hier Vorschrift. Sie können mir dabei helfen. Die Bahre steht schon vor der Tür bereit.“ Wir holen sie gemeinsam herein und stellen sie neben das Bett. Ina zieht sehr behutsam die Bettdecke weg und sagt, um Verzeihung bittend: „Entschuldigen Sie, Frau Graf.“ Sie spricht es dir zärtlich zu. Kurz prüft sie nach, ob das Bett genässt worden ist. „Alles ist schön trocken“, sagt sie zu dir, wie zu einem Kind, und doch voller Ehrfurcht. „Wir müssen sie jetzt zur Seite drehen und dann auf die Bahre legen.“

Sie zieht Plastikhandschuhe an und reicht mir welche hinüber. Dann stutzt sie: „Nein. Lassen wir das. Ich kann sie nicht mit Handschuhen berühren. Es ist zwar Vorschrift, aber es erscheint mir jetzt so unnatürlich.“ Sie zieht sie wieder aus. „Entschuldigen Sie, Frau Graf.“ Sie beginnt mit ihren weichen, warmen Händen dich liebevoll zu drehen. Ich helfe mit, ehrfürchtig, wir wollen deinen großen Frieden, von dem Erhabenheit ausgeht, nicht stören. Unsere Bewegungen laufen Hand in Hand, wir sprechen nicht dabei, wir spüren von innen her, was zu tun ist. Und wir wissen beide: Wir können so nichts falsch machen.

Du liegst nun auf der Seite, wie ein Embryo. Du wirkst klein und zierlich. Wir heben dich zusammen auf die Bahre und legen dich wieder auf den Rücken. Wie schmal ist dieser Platz. Das Bett erscheint wie ein großes Nest, das du für immer verlassen hast. Aufgebahrt liegst du da, im weißen Nachthemd der Klinik. „Wie schön sie aussieht", sagt Ina. Wir decken dich mit einem weißen Laken zu und legen es sorgsam um deine Schultern, Ina von links, ich von rechts. „Ein Engel zur Rechten, ein Engel zur Linken", sage ich heiter. „Und einer oben und einer unten", meint Ina. Wir lachen. Eine leichte, heitere Stimmung, die schon vorher im Raum war, hat uns ergriffen.

„Eigentlich müsste ich ihr noch das Kinn hochbinden", sagt Ina und zeigt mir das weiße Band, das dafür vorgesehen ist. „Das machen wir immer so, aber es ist mir heute zuwider." – „Warum denn?", frage ich. „Damit der Mund geschlossen ist, wenn die Totenstarre eintritt. Nachher kann man ihn dann nicht mehr schließen." – „Aber sie sieht doch entspannt aus mit geöffnetem Mund, und so natürlich, sie hat doch ausgeatmet, ganz zuletzt!" – „Ja, wenn Sie damit einverstanden sind, können wir es auch sein lassen, es verstößt zwar gegen die Vorschriften der Klinik im Umgang mit Toten." – „Lassen wir es sein", sage ich, „es würde ihr Gesicht nur verunstalten." Erleichtert legt Ina das Band wieder weg. Wir folgen beide unserem natürlichen Empfinden und dem Gebot der Ehrfurcht. Daraus entsteht unser eigenes Ritual. In ihm sind wir beschützt. Sind wir uns früher je begegnet, Ina und ich? Ich glaube kaum. Wir kannten uns nur aus Monikas Erzählungen. Doch jetzt, eingebunden in dieses Geschehen, handeln wir so, als hätten wir es zusammen seit Urzeiten geübt.

Ina schaut auf die Röslein und dann auf dein Gesicht. Sie nimmt eins heraus und steckt es dir ins Haar. Sie nimmt das nächste. Eins nach dem andern, gelb weiß rosa, rosa weiß gelb, bis dein Gesicht aus den Blumen hervorschaut. Ein paar übrige verteilt sie aufs weiße Leintuch, das deinen Körper bedeckt. Ich höre in mir das Kinderlied wieder, das mir Mama zum Einschlafen oft gesungen hat:

„Guten Abend, gute Nacht,
mit Rosen bedacht,
mit Näglein besteckt,…
wirst du wieder geweckt.“

Ich singe es dir leise zu. Danach lauschen wir beide, Ina und ich, in Andacht versunken, und schauen in dein geschmücktes Antlitz. Die Röslein duften und duften. Wir stehen lange da.

Bis die Tür sich öffnet und jemand winkt. Ina eilt hin. Geflüster. Dann kommt sie zurück. Sie wagt kaum die Stille zu durchbrechen. Fast schmerzhaft sind die ersten Worte, sie versucht sie so schonend wie möglich zu sagen: „Es wird Zeit. In einer Viertelstunde müssen die Zimmernachbarn wieder hereinkommen können.“ Was nun? Wir schweigen zusammen. Wie weiter in unserem Ritual? Wir denken beide nach. „Wohin sollen wir denn mit ihr gehen?“, durchbreche ich das Schweigen. „Es gibt einen Extraraum im Untergeschoss“, sagt Ina zögernd. „Ein gekachelter, fensterloser Kellerraum?“, frage ich. Ina nickt. Die Vorstellung, dich darin allein zurückzulassen, widerstrebt mir. „Gibt es keine andere Möglichkeit?“ Ina denkt laut nach: „Es ist schon spät, die Bestattungsfirma holt jetzt keinen mehr, erst morgen früh wieder.“ – „Gibt es keinen anderen Ort als den Keller, wo sie bis dahin bleiben kann?“, frage ich eindringlich. „Doch, da gibt es noch ein kleines Gartenhaus im Park“, meint Ina zögernd, sie ist selbst erstaunt über diesen Einfall. „Es stehen nur ein paar Geräte drin. Der Gärtner hat auch schon Feierabend. Niemand wird sie da stören.“ Dass dies den Klinikvorschriften zuwiderläuft, versteht sich von selbst. Aber kaum ausgesprochen, wissen wir schon: Es entspricht unserem eigenen Gebot. Da werden wir dich hinfahren, zu deiner letzten Nachtruhe, mitten in die Natur hinaus.

Um das praktische Vorgehen zu Ende zu denken, frage ich noch: „Und wie geht es morgen weiter? Was raten Sie mir da?“ – „Ich empfehle Ihnen ein bewährtes Bestattungsinstitut. Es wird von einem Ehepaar geleitet. Die Adresse werde ich Ihnen am Empfangsschalter hinterlegen, Sie können von dort aus anrufen. Sie werden Monika respektvoll waschen und einkleiden. Wie, können Sie bestimmen. Danach wird sie in die Friedhofskapelle gefahren und bis zur Kremation darin aufgebahrt. Vielleicht möchten ein paar Angehörige Monika noch sehen und können in der Kapelle von ihr Abschied nehmen.“ Da mir keine Alternative dazu einfällt, stimme ich diesem Vorschlag zu.

Kurz male ich mir den weiteren Verlauf aus. Bald werde ich für dich zusammen mit unseren Freunden und Verwandten eine Feier organisieren. Gemeinsam werden wir uns an dich erinnern und dein Leben würdigen. Ich spüre in diesem Moment jedoch, dass all dies für mich nicht mehr wichtig sein wird und mehr einem äußeren Rahmen angehört. Der wirkliche Abschied findet hier zwischen uns statt, in einem einzigartigen Zusammenklang, der meine Seele ein ganzes Leben lang bewegen wird.

Wieder öffnet sich die Tür und jemand meint dringlich: „Es ist jetzt allerhöchste Zeit für die Patienten, ins Zimmer zurückzukommen." Er lässt die Türe offen. Ina zieht das Leintuch über dein Gesicht hoch. Ich werfe einen letzten Blick in den Raum. Da ist das leere Bett mit der zurückgeschlagenen Decke, da steht dein kleiner Tisch mit der leeren Vase, in der Tischschublade mit deinen Habseligkeiten steckt noch ein Schlüssel. „Ich werde Ihnen alles zusammenpacken", sagt Ina nun in Eile und schaut zur Tür. Wie von unsichtbarer Hand geleitet ergreifen wir die Bahre, Ina von links, ich von rechts. Wir schieben dich aus dem Raum hinaus, durch den Gang der Abteilung, wo uns neugierige Augen folgen, durch die Korridore des Spitals, ins Freie.

So zugedeckt, siehst du wirklich tot aus, und ich kämpfe mit den Tränen. Ina steuert das Gefährt über die verschlungenen Wege des Parks, sie kennt den Bestimmungsort, sie hat es eilig. Wir sind atemlos. Ich habe keine Zeit, die Frühlingsblumen am Weg und die hohen Bäume zu begrüßen. Menschen kommen uns auf dem Weg entgegen. Ihre Blicke streifen erstaunt unser schmales, mit dem weißen Tuch bedecktes Gefährt, unter dem sich die Konturen eines Menschen abzeichnen. „So eine Frechheit", meint einer von ihnen wütend. „Jetzt schiebt man die Toten noch bei Tageslicht durch den Park! Sind die denn völlig verrückt geworden?" Wir schweigen und beschleunigen unsere Schritte. Es ist uns beiden klar, dass wir hier ein Tabu brechen: Tote gehören „weggepackt" und werden so schnell wie möglich aus dem Gesichtsfeld der Lebenden entfernt. Und hier eilen wir mit einer Toten durch den Frühling. Ein Gefühl von Absurdität beschleicht mich, und wenn ich nicht die Befürchtung hätte, dass unsere Mission in diesem öffentlichen, von allen einsehbaren Raum misslingen könnte, würde sich sogar ein kleines Gelächter in mir breit machen.

In der Ferne erblicke ich einen hölzernen Schuppen. Ina navigiert unser Gefährt zielsicher darauf zu. Die alte Holztür klemmt, wir schauen uns schnell um, ob uns niemand gefolgt ist. Die Luft ist rein. Ich öffne die Tür mit einem Ruck, sie gibt quietschend nach, und sofort fahren wir unsere kostbare Ladung in diesen hölzernen Unterschlupf und ziehen die Tür hinter uns zu. Geschafft! Mission gelungen! Wir seufzen vor Erleichterung. Wir schauen uns um. Der Schuppen scheint nicht mehr in Gebrauch zu sein. Spinnweben hängen von den hölzernen Balken, ein paar alte Gartengeräte stehen angelehnt an der Wand, Rechen, Schaufeln, eine Sense, alle mit hölzernen Griffen.

Da, der Abendgesang einer Amsel erklingt im Raum. Rechts oben steht ein kleines Fenster zur Belüftung offen. Weit offen. Ein Seelenfensterchen für dich, geht mir durch den Sinn. Ich erinnere mich an unser altes Bauernhaus, das unter dem Giebel links und rechts zwei kleine quadratische Öffnungen aufweist. „Das sind die Seelenfensterchen", hatte mir Alice, die Bäuerin, erzählt, „sie wurden früher in jedes Haus eingebaut. Durch sie soll die Seele der Toten, die hier noch zu Hause aufgebahrt wurden, ins Freie fliegen." Also genau der richtige Ort für deine letzte Nachtruhe. Während ich so nachdenke, ergreift Ina zärtlich das Ende des Lakens, das über deinem Gesicht liegt, und faltet es sorgfältig über deiner Brust. Dein Gesicht ist wieder frei, mit Röslein besteckt. Wie schön du bist! Du siehst verklärt aus. Wir stehen versunken da. Bis mich Ina leicht auf die Schulter tippt: „Entschuldigen Sie bitte, ich muss jetzt gehen, ich werde im Schlafsaal gebraucht. Wir hören voneinander. Melden Sie sich beim Empfang, wenn Sie gehen, er hat durchgehend geöffnet."

Ich schaue ihr nach. Dankbarkeit und ein Staunen überkommen mich. Fremd waren Ina und ich uns bis zu diesem Ereignis. Doch was für einen Gleichklang haben wir darin erlebt!

Nun bin ich wieder allein mit dir. Ich stehe an deinem Fußende. Was für eine Reise haben wir zusammen gemacht! Der Raum ist angefüllt mit Andacht. Innen und außen: der Innenraum umhüllt den Außenraum. Ein Raum in einer uns gemeinsam tragenden Atmosphäre. Hier sind wir behütet. Dies wird unser Treffpunkt sein, der Ort unserer zukünftigen Begegnungen. „Das ist eine weitere Verabredung", sage ich lächelnd zu dir, „Ort bekannt, Zeitpunkt noch unbekannt." Und du lächelst mir zu, mit einem seligen Lächeln. Die Amsel beginnt wieder zu singen, sie stimmt uns zu, sie trägt uns auf ihrem Gesang empor. Ich schaue in dein Antlitz, die Röslein, die Röslein. Sie duften. Sie duften himmlisch.

Jetzt kann ich gehen. Ich schaue noch einmal in den Raum, auf dich, in dein Gesicht. Mein letzter Blick, ein Abschiedsblick. Er ist trotz allem wehmütig, eine mit Sehnsucht angefüllte Wehmut – die Sehnsucht, dich wieder so sehen zu wollen, die Wehmut, dich nie mehr so sehen zu können.

Die Ablösung muss sein, sie fällt mir schwer. Ich kehre dir den Rücken zu, öffne die Tür, trete hindurch, drehe mich um und schließe sie.

Ich gehe den Weg entlang zurück. Weiter konnte ich nicht mit dir reisen. Ich bleibe hier. Mit dem Gefühl einer Zurückgebliebenen steuere ich auf das Klinikgebäude zu Richtung Empfang. Bin ich traurig, dass ich zurückgeblieben bin? Nein. Auf mich warten zu Hause meine Lieben, mein Kind, mein Mann und die Hündin Patty Gold. Und vielleicht ist auch meine Freundin Sara noch dageblieben. So navigiere ich auf mein weiteres Schicksal zu, auf meiner irdischen Bahn, mit dem Lichtpunkt dieser Erfahrung als Lotsen.

Nachklang

Nachtfahrt

Im Zug fahre ich durch die Nacht zurück. Die Räder drehen sich unerbittlich, und ich entferne mich immer mehr von dir. Du liegst von mir zurückgelassen im kleinen Gartenhaus. Nie mehr werde ich dich sehen. Der Abschied ist endgültig. Es ist wie ein Abbruch. Alles, was ich bis jetzt nicht für dich getan habe, werde ich nie mehr nachholen können! Dieses „Nie mehr" kann ich nicht fassen.

Die Zeit vor deinem Sterben erscheint. Du warst dem Geflecht der Klinik überlassen, ich vom Getriebe des Alltags absorbiert. Wir befanden uns nicht hautnah beisammen. Dich besuchen bedeutete: Termine freischaufeln, den Zug besteigen, Distanz überwinden, die Beziehung wieder neu knüpfen. Dein Gesicht schaute mir jeweils aus den weißen Laken des Spitals entgegen, ich ergriff deine Hand und es dauerte, bis wir einander wieder fanden. Oft ist uns eine Begegnung gelungen. Aber gemessen an der Tatsache, dass es so nie mehr geschehen kann, war es viel zu wenig. Jetzt sind diese Gelegenheiten unwiederbringlich verloren. Daran habe ich vor deinem Sterben nicht gedacht. Das Leben schien endlos so weiterzugehen, wie wir es gewohnt waren. Schmerzlich wird mir bewusst: Wie viel mehr wäre möglich gewesen, was ich dir hätte geben können! Vorwürfe schleichen sich ein, Schuldgefühle, Tränen steigen hoch. Fassungslos stehe ich vor all dem Verpassten. Nicht der Tod ist zu fürchten, sondern sich nicht mit Hingabe auf das Leben eingelassen zu haben.

Ich schaue in die Dunkelheit hinein. Manchmal sehe ich auf meiner Seite zu Lichtern von erleuchteten Häusern hinüber, manchmal reflektieren von der anderen Seite her Lichter auf meiner Fensterscheibe. Ich erinnere mich plötzlich an den Gedichtband, den ich vor meiner Abreise in die Tasche gesteckt hatte, und krame ihn zwischen Fahrkarte, Haarbürste und Handy hervor. Darin steht ein Gedicht von Rumi, das mich schon seit Jahren begleitet. Wie wird es heute zu mir sprechen? Ich schlage es auf und übersetze für mich:

Jenseits aller Ideen von falschem und richtigem Tun
gibt es ein Feld: Dort werde ich dir begegnen.
Wenn die Seele sich ins Gras hinlegt,
ist die Welt zu voll, um darüber zu sprechen.

Wieder einmal leuchten mir Rumis Zeilen entgegen. Ich atme auf. An diesem Ort sind wir uns begegnet, in deinem Sterben und auch oft davor. Diese Momente zählen. Es sind innere Trittsteine zwischen uns, und solange ich mich an sie erinnere, sind sie unvergänglich.

Ich sehe wieder eine späte Begegnung mit dir vor mir. Ich sitze an deinem Bett. Deine Hand sinkt in meine, mager, sehnig, gelblich. Ich spüre, wie sie ihr Gewicht abgibt und sich mir anvertraut, als würde sie sagen: Gut, dass du da bist. Deine

Augen erreichen meine. Dein Blick liegt hellbraun, mit leichtem Goldglanz auf mir. Unsere Augen berühren sich zärtlich, berühren tief drinnen unser innerstes Wesen. Worte? Keine. Unsere Augen finden sich wortlos in einer Frage, einer Fragebewegung ins Offene, die zu meinem Erstaunen eine Frische in sich birgt.

Nun werde ich wieder erfüllt von deinem Sterben, Monika. Mein Bedürfnis, es zu verstehen, ist tief. Fragen kommen, Antworten gehen, ich lausche in mich hinein. Wie ist es möglich gewesen, all dies mit dir zu erleben? Ich hörte zu dir hinüber, du grüßtest zu mir herüber. Wir lauschten gemeinsam in einen Raum dazwischen, und darin entstand die Freiheit, den Übergang von einer Welt in eine andere zu erfahren.

Warum diese innige Nähe zwischen uns? Ich wollte dich dorthin begleiten, wohin du gingst, du wolltest mich dahin grüßen, wo ich verblieb. Dies öffnete weit alle Sinneskanäle: Ich vernahm den Ton, sah das Licht, roch die Süße des Duftes und schmeckte Vergessen und Erinnern. Ich berührte dich von hier aus und du mich von dort aus. Unsere Liebe umspannte beide Welten. Ist das nicht erstaunlich, Monika? Du warst doch früher für mich immer wieder die „böse Stiefmutter" und ich für dich das „schwierige Stiefkind". Und jetzt hat diese gemeinsame Erfahrung so viel Schweres verwandelt.

Vieles klingt nach. Was erkenne ich zuerst?

Die Bewegung: Ich hatte deutlich das Gefühl, als würdest du dich von der Erde zurückziehen, weg vom Raum unterhalb deiner Füße, hinaufziehen in deinen Herzinnenraum. Ich erinnere mich wieder, wie ich mit dir hier verweilte, mein Ohr an deinem Herzen, bis ich oberhalb deines Kopfes ein Licht spürte. Bist du da hinaufgestiegen und hast dich durch das Licht wie durch ein unsichtbares Tor hindurchgezogen, hinüber? Ich erinnere mich noch genau: Zu dem Zeitpunkt, als ich das Licht wahrnahm, atmetest du aus und nicht wieder ein.

Oder doch? Ich hatte das Gefühl, es „atme" noch, so als würdest du woanders weiteratmen. Hast du da wieder eingeatmet? Hast du mit dem letzten Ausatmen hier losgelassen, um dort anzukommen? Und wer begrüßte dich dort bei deinem ersten „Einatmen"? Hast du dabei geseufzt wie damals mein neugeborenes Kind bei seinem ersten Atemzug? Ich höre noch sein „Ah!" Höre ich deines?

Ein Resonanzraum von Sterben und Geborenwerden klingt in mir an. Träume ich schon halb? Müde bette ich meinen Kopf in den flauschigen Mantel. Zu Hause werde ich alles meiner Familie erzählen.

Heimkehr

Ich komme nach Hause und stoße die Tür auf. Niemand ist da, niemand erwartet mich, niemand heißt mich willkommen. Du hast dich ja auch nicht angekündigt, beruhige ich mich. Ich stelle den Koffer im Eingang hin, gehe die paar Treppenstufen zum Wohnzimmer hinauf und öffne die Tür. Was für ein Anblick: Da thront die junge Collie-Hündin Patty Gold wie eine Königin auf meinem Sofaplatz. Sie weiß genau, dass sie da nicht hingehört. Weil sie nicht mehr unentdeckt hinunterspringen kann, dreht sie elegant den Kopf von mir weg und schaut zum Fenster hinaus in die Nacht, als würde ich so nicht mehr für sie existieren, als könnte sie sich durch die Drehung ihres Halses unsichtbar für mich machen. Wie ein kleines Menschenkind, denke ich erheitert. Und wer sitzt vor ihr im Ledersessel vor dem Fernseher, zu einer Zeit, wo er schon längst schlafen sollte, und lässt vergnügt die Beine baumeln, versunken in ein Videospiel? Mein Sohn Tim. Ich erhasche mit einem Blick eine Sequenz auf dem Bildschirm. Er spielt wahrhaftig „Perfect Dark“, ein Spiel, das ich verboten und versteckt habe, nachdem es einst heimlich in unserem Haus Einzug hielt. Es geht in diesem Spiel darum, Menschen so gezielt wie möglich mit Pistolenschüssen in die perfekte Dunkelheit zu befördern.

„Was geht denn hier vor?“, durchbreche ich lauthals und streng die konzentrierte Stille. Tim schaut auf, überrascht: „Du bist schon zurück? Ist Monika schon gestorben?“ Geistesgegenwärtig knipst er das verbotene Spiel vom Bildschirm weg. Doch die Hülle der Kassette liegt verräterisch neben ihm auf dem Boden. Soll ich schimpfen oder ihm auf die Frage antworten? Da ich selber noch so sehr von Monika erfüllt bin, blende ich für dieses Mal mein mütterliches Erziehungsethos aus und antworte einfach: „Ja.“ – „Du bist doch erst heute Morgen abgereist“, meint Tim. In seiner Stimme ist die Enttäuschung nicht zu überhören, dass ich schon wieder da bin und es mit der neu gewonnenen Freiheit bereits vorbei ist. Aber zugleich tritt auch eine große Neugier in sein Gesicht: „Geht Sterben denn so schnell?“

„Bei Monika schon“, gebe ich zur Antwort und drehe den beiden kurz den Rücken zu, um nach Dennis und Sara zu rufen. Da höre ich, wie Patty mit einem Satz vom Sofa hinunterspringt und sich am Boden auf ihr Schaffell setzt und Tim rasch die Hülle der Videokassette unter seinen Sessel schiebt. Ich drehe mich sofort wieder um. Patty schaut mich mit einer Unschuldsmiene an, als wäre nichts gewesen, was Tim, von sich ablenkend, lachend kommentiert: „Sie weiß doch genau, dass dein Platz auf dem Sofa für sie verboten ist!“ – „Aha, und du? Gehörst du nicht schon längst ins Bett? Und was spielst du da?“ Nun dreht

Tim, wie vorher Patty, nur nicht mit derselben Anmut, den Kopf entschieden von mir weg, lässt mich so gezielt aus seinem Blickfeld verschwinden und ruft zur Türe hin: „Dennis, Sara, Mirjam ist zurück!" Ich höre die beiden herbeieilen.

Allegro

Wir sitzen alle um den runden Glastisch bei einer Kanne Tee und tauschen uns über das Reich des Sterbens aus: Dennis, Sara, Tim und ich. Auf dem Boden liegt Patty Gold. Obwohl Patty noch nicht einmal ein Jahr alt ist, stellt sie aufmerksam ihre Ohren auf, wenn Wichtiges besprochen wird, während der achtjährige Tim in unserer Familie die Dialoge schon entscheidend mitgestaltet.

„Ist Monika friedlich gestorben?", fragt Dennis sogleich. „Ja, es war unglaublich!" Ich weiß gar nicht, wo ich beginnen soll, alles will gleichzeitig aus mir heraussprudeln. „Erinnert ihr euch an Tims Geburt?", suche ich einen Anfang. Ich erzähle, wie mir Monikas Sterben in vielem ähnlich erschien: „Wir waren beide in einem Geburtskanal, nur ging die Reise in die umgekehrte Richtung. Bei Tims Geburt musste ich damals zwei Tore aufstoßen, eins zum Himmel und eins zur Erde hin, damit er durch das untere Tor auf die Welt kommen konnte. Bei Monika war es, als würde ihre Energie wie Wasser durch ein Tor unterhalb ihrer Füße hinauffließen, danach lange in ihrem Herzen verweilen, bis sie sich dann durch ein Tor oberhalb ihres Kopfes zog, hinauf."

„Das erinnert mich an deinen Traum, den du mir nach Tims Geburt berichtet hast", meint Dennis sofort, „da schwebtest du in einer Gondel ins Unsichtbare, in den Himmel hinauf. Schon damals meintest du, dass dieser Traum dir die Bewegung des Sterbens zeigen wollte."

„Meinst du, Gott habe Monika in einer Gondel in den Himmel hinaufgezogen?“ fragt Tim belustigt. „Sie wäre doch viel zu schwer für ihn gewesen!“ – „Nein, das meine ich nicht wörtlich so, die Gondel ist ein Bild aus einem Traum.“ Für Tim ist diese Antwort nicht zufriedenstellend, aber er ist zu müde, um weiterzufragen.

Ich denke nach: Ja, es lohnt sich, wenn wir uns noch genauer an die Geburt erinnern. Vielleicht verstehen wir von ihr her Monikas Sterben besser. So wende ich mich an Sara: „Woran erinnerst du dich zuerst bei Tims Geburt? Es ist ja schon acht Jahre her.“ Ohne nachdenken zu müssen sagt sie: „ An die Heiterkeit und Leichtigkeit. Für mich hat die Geburt schon einen Tag vorher begonnen, wie wir zusammen auf der Treppe zum Obergeschoss saßen. Ich fotografierte deinen nackten, prallen Bauch. Wir waren beide in freudiger Erwartung.“

„Genau so erging es mir auch mit Monikas Sterben. Ich hörte schon Tage zuvor Beethovens Frühlingssonate. Sie stimmte mich heiter. Ich spürte, dass sie mir etwas verkünden will, wusste aber nicht genau was.“ – „Lasst sie uns hören“, sagt Dennis feierlich, „lasst uns zusammen Monikas Sterben würdigen.“ Die CD liegt noch wie vor meiner Abreise heute Morgen im Gerät, ich brauche nur auf die Fernbedienung zu drücken. Die Melodie erklingt, beschwingt uns mit ihrem Allegro. Patty Gold spitzt ihre Ohren, sie atmet im Rhythmus der Musik ein und aus und trägt uns alle auf den Wellen ihres tiefen Schnaufens mit. Auch Tim lauscht aufmerksam, kämpft aber zugleich mit dem Schlaf. Er möchte unter uns bleiben, eingebettet ins Reich des gemeinsamen Zuhörens und Erzählens, keinesfalls will er ins Bett geschickt werden, das merke ich deutlich. So lege ich ein Schafsfell neben Patty Gold und nicke ihm zu. Wortlos versteht er und kuschelt sich darauf.

Er nimmt Patty in seine Arme, ergeben lehnt sie ihren Kopf an seine Brust. Behutsam lege ich eine Decke über Hundekind und Menschenkind. Tim und Patty schließen bald ihre Augen. Gespräche, Worte, Töne werden sie in den Schlaf hinübertragen.

Duft

Die Musik verklingt. Es bleibt ein Duft von Leichtigkeit im Raum. Dennis sagt erstaunt: „Ich bin gleichzeitig bei Monikas Sterben und bei Tims Geburt gelandet.“ – „Auch mir ist es so ergangen“, meint Sara. „Ich habe mich wieder daran erinnert, wie ich nach der Geburt als Erste in Tims Augen schaute. Dieser Blick! Ich sah damals etwas durch seine Augen wandern, von uralt zu neugeboren. Es fand eine große Verwandlung statt, als müsste er, von weither kommend, zuerst in seinem Neugeborenen-Gesicht ankommen. Und jetzt höre ich wieder Tims ersten Ton, diesen weichen, kleinen Seufzer, dieses Ah! Ich meine, dass Tim mit dem Seufzer nicht nur diese Welt begrüßt hat, er hat auch zugleich von einer anderen losgelassen. Als müsste er alles Frühere in den Hintergrund seines Bewusstseins treiben lassen, damit im Vordergrund Platz für dieses neue Leben entsteht. Und was für eine Süße lag in diesem Ton!“

„Süße“, erinnere ich mich, „erfuhr ich auch bei Monikas Sterben. Sie hat nach ihrem letzten Atemzug einen unendlich süßen Duft verströmt. Ich hatte das Gefühl, sie würde mich von einem anderen Ort mit diesem Duft grüßen. Und so war es auch nach Tims Geburt. Er lag auf meinem Schoß und duftete – unsäglich süß. Könnte es sein, dass die Welt, aus der er kam, mich damit einhüllte? Ich konnte mich nicht satt riechen an dem Geruch. Er strömte vom Scheitel seines

Kopfes aus und ließ mich hineinsinken in einen unendlich weiten Mutterschoß. In ihm lag ich dann mit meinem Neugeborenen zusammen und fühlte mich geborgen."

Vergessen und Erinnern

Wir sind alle eine Zeitlang in Gedanken versunken. Bis ich den Dialog wieder aufnehme und Sara einen Vorschlag unterbreite: „Machen wir doch ein Experiment. Gehen wir einmal davon aus, Monika komme soeben in einer anderen Welt an. Stell dir vor, du stehst mit ihr auf der anderen Seite. Du schaust als Erste in ihr Gesicht, wie du das beim neugeborenen Tim getan hast. Was siehst du in ihrem Blick?"

Sara schließt ihre Augen und beschreibt uns ihre Vision: „Ich sehe Monika vor mir. Etwas wandert von weit her kommend wieder in ihr Gesicht, als würden frühere Zeiten wieder in ihr Bewusstsein treten und ihr Sehen anfüllen. Sie erscheint mir als sehr weise. Ihr Gesicht sieht hell aus, hellsichtig."

Skeptisch runzelt Dennis die Stirn: „Du meinst also, mit ihrer Ankunft an einem anderen Ort fände ein Wiedererinnern statt? Das verstehe ich nicht."

Sara lässt sich nicht beirren: „Genau so habe ich es vor mir gesehen. Es hat Monika in Sekundenschnelle durchflutet. Umgekehrt habe ich es nach Tims Geburt in seinen Augen wahrgenommen: etwas ist daraus entschwunden. Als hätte er zuerst vergessen müssen, um hier anzukommen."

Dennis kontert weiter: „Du behauptest also, dass mit dem Ankommen in dieser Welt ein großes Vergessen verbunden ist? Und damit ein Verlust an Hellsichtigkeit? Das ist eine gewagte Behauptung!"

„Ja, genau so verstehe ich es. Ich glaube, dass wir bei der Geburt Begrenzungen erfahren, die beim Sterben von uns wegfallen“, sucht Sara uns begreiflich zu machen. Sie gehe davon aus, dass wir hier im Diesseits nur noch Erkenntnisblitze davon erhaschen können, wer wir eigentlich wirklich sind, im Zusammenklingen von all den angesammelten Orten und Zeiten in uns, über Leben hinweg. Sie erklärt dies mit dem Déjà-vu-Erlebnis: „Jeder von uns kennt doch diese Erfahrung. Plötzlich überkommt uns das Gefühl, etwas schon einmal gesehen zu haben, obwohl wir nicht wissen, wann und wo. Es geschieht in Träumen, aber auch im Alltag.“ Sie denkt weiter nach: „Vielleicht ist deshalb der Reisedrang in uns so groß. Wir spüren, dass wir nicht nur äußerlich auf Reisen gehen, sondern auch eine Reise nach innen antreten. Wir richten uns unbewusst darauf aus, dass die äußeren Räume mit inneren Räumen zusammenklingen, die von weit her in uns aufsteigen.“

Dies geht nun Dennis entschieden zu weit: „So glaubst du also daran, dass wir so etwas wie frühere Leben durchlebt haben? Solche Erfahrungen wie das Déjà-vu können doch auch einfach Träume sein, die übereinander geschichtet in unserem Bewusstsein lagern. Sie fühlen sich wie verschiedene Wirklichkeiten an. Wir tragen sie in uns und versuchen, sie durch die Vorstellung von früheren Leben zu erklären.“

„Du magst Recht haben“, lenke ich ein. „Wir können hier nichts beweisen! Ich glaube, da muss sich jeder auf sein eigenes Gefühl verlassen. Jeder soll selber entscheiden, was für ihn stimmt!“

Licht

„Gibt es nicht auch eine Art von Erleuchtung, bei der wir uns schlagartig wieder erinnern?", denkt Sara laut weiter, ohne sich durch unsere Einwände beirren zu lassen: „Ich habe gehört, das sei eine Erfahrung, die uns mit einem inneren Licht durchdringt und alles in uns erhellt. In Sekundenschnelle läuft dann das ganze Leben vor uns ab, und wir sehen es, als hätten wir für einen Augenblick in einer anderen Dimension eingeatmet. Und wenn wir wieder in dieser Welt ausatmen, sind wir zwar noch dieselben Menschen wie zuvor. Aber das Erlebnis hat uns so sehr geprägt, dass wir unser Leben von nun an anders anschauen und uns in ihm auch anders verhalten können."

„Das sind Berichte anderer Menschen", meint Dennis nüchtern. „Bevor ich so etwas nicht selber erfahren habe, kann ich es nur glauben oder eben nicht."

Patty rührt sich und setzt sich auf. Tim erwacht mit ihr und reibt sich die Augen. Wir schenken den beiden keine Beachtung, so sehr sind wir in unser Gespräch vertieft.

Noch suche ich nach Parallelen zur Geburt. „Wie war das denn mit dem Licht bei Tims Geburt?", frage ich Sara. „Du hast doch im Moment, als der Kopf erschien, ein Licht um ihn gesehen? Und danach schlüpfte der ganze Körper nach." Sara überlegt: „Ich erinnere mich nicht mehr so genau, aber da war eine helle Atmosphäre um ihn herum." – „Weißt du, ich frage dich deshalb, weil ich nach Monikas Sterben einen ähnlichen Lichtschein im Raum wahrnahm. Was war das für ein Licht? War sie in ihm noch anwesend?"

Tim kneift sich in den Unterarm. „Was kneifst du dich denn da?", frage ich belustigt. „Ich wollte überprüfen, ob ich wach bin oder träume! Wovon sprecht ihr eigentlich? Von Wesen, die leuchten? Glaubt ihr denn wirklich noch an Engel?", fragt er provozierend.

„Ja, Tim, wir glauben vielleicht wieder an Engel", antwortet ihm Sara ernsthaft. Tim erwidert unverhohlen: „Dann könnt ihr ja auch gleich an Zwerge glauben und so Zeugs! An all das glaube ich längst nicht mehr! Das kenne ich vom Kindergarten!" In seiner Stimme klingt Überlegenheit.

Patty knurrt. Ich halte kurz den Atem an und lausche. Was hört sie draußen? Geht ein Fuchs vorbei? Oder fliegt noch eine Krähe zum Brunnen? Tim belehrt uns prompt: „Weil ihr hier drinnen von Engeln sprecht, hört sie draußen Gespenster!" Und er fügt triumphierend hinzu: „Wenn sie draußen eines sieht, wird sie es verjagen." Wir lachen alle vier, und Patty schaut fragend zu uns herüber.

Friedenston

Das Thema Sterben und Geborenwerden ist so stark, dass es uns nicht mehr loslässt. Dennis greift es nochmals auf: „Wo ich eine Parallele sehen kann, ist in einem großen Frieden. Er war im Raum nach Tims Geburt, und ich spüre ihn jetzt auch nach Monikas Sterben – wie einen ruhigen Unterton zu unseren Gesprächen."

„Ich habe das nach Tims Geburt auch so empfunden", stimmt Sara ihm zu. „Es ist kaum zu glauben, dass von diesem zarten Wesen ein Friede mit einer solchen Stärke ausstrahlen konnte! Meine Tätigkeiten waren noch lange darin eingebettet.

Wenn ich damals in die Stadt ging, um Einkäufe zu besorgen, hat er mich begleitet. Im Kontrast dazu fiel mir das hektische Treiben besonders auf."

„Auf das Thema Frieden können wir uns offenbar alle einigen, das scheint am vertrautesten zu sein, und auch in vielen Kulturen und Religionen wird darüber gesprochen", bemerke ich.

Beim Wort „Religionen" spitzt Tim aufmerksam die Ohren. „Meinst du, dass der Religionsunterricht überhaupt nötig ist?", fragt er provozierend. „Das finde ich nämlich nicht! Weißt du, der Unterricht in der Schule hat mir Gott verleidet! Und überhaupt, ich habe mir überlegt, dass ich nicht mehr hingehen will. Ich kann doch zu Hause die Kinderbibel lesen, die du mir geschenkt hast."

Ich schaue ihn verstohlen von der Seite an. Wie meint er das? Ist das eine List? Ernsthaft erklärt er: „Weißt du, ich möchte die Religionsstunden mit Schlagzeugunterricht tauschen. Ich habe bereits mit dem Schlagzeuglehrer gesprochen, er hat nur noch diese Stunden frei!" – „Aber du spielst doch Klavier! Wie kommst du jetzt auf Schlagzeug?" – „Schlagzeug gefällt mir viel besser. Das ist mein Instrument. Bitte, bitte!" Er schaut Patty hilfesuchend an und sie erwidert treuherzig seinen Blick. „Auch Patty hört viel lieber Schlagzeug als Klavier und klassische Musik!" – „Das bezweifle ich", beginne ich einen Streit vom Zaun zu brechen, aber Dennis unterbricht uns: „Könnt ihr das nicht ein anderes Mal verhandeln? Wir sind doch gerade beim Thema Frieden!" – „Ja, besprechen wir es morgen", lenkt Tim diplomatisch ein und kuschelt sich an Patty, sichtlich erleichtert, dass er seinen Wunsch, um nicht zu sagen seine Entscheidung, zur Sprache bringen konnte. Unser Gespräch hat ihm einen Anker zugeworfen und seine Musikkarriere endlich in die richtige Bahn gelenkt, ganz entgegen allen komischen Erwartungen seiner Eltern.

Patty steht auf und geht zur Tür. Sie stellt sich auf die Hinterbeine, springt etwas hoch und drückt im Sprung elegant die Türklinke hinunter. Wieder auf allen Vieren gelandet, schiebt sie die Pfote in den entstandenen Spalt und öffnet so behände die Tür. „Sie muss raus, ich gehe mit ihr", verkündet Tim und ist schon hinter ihr her. Wir hören die beiden draußen herumtollen. Ein Planschen und Spritzen am Brunnen, Tim kreischt dabei vor Vergnügen, und Patty bellt aufgeregt. Eine Wasserschlacht ist in vollem Gange. „Patty wird wohl pudelnass wieder hier hereinspazieren", seufze ich und hole schon einmal ein Handtuch.

„Als seine Patin möchte ich euch raten, ihn Schlagzeug spielen zu lassen", macht sich Sara für Tim stark. „Er kann ja eine Zeitlang beides tun. Das Klavierspiel schult zwar die Koordination von linker und rechter Gehirnhälfte und damit auch die Intelligenz, aber sein Herz schlägt für das Schlagzeug."

„Du hast recht, Sara." Schon bei der Geburt haben wir zuerst seine Herztöne durch das Stethoskop der Hebamme gehört, das war wie ein Trommelschlag. Was für eine Vitalität ist uns da entgegengekommen! Sicher wird das Schlagzeugspiel seinen Willen und sein Herz stärken und ihm Rhythmus und Entschiedenheit geben. „Vielleicht wird ja einmal ein Musiker aus ihm."

„Das haben wir doch schon früher einmal gesagt", kommt Sara in den Sinn, „damals, als Tim mit wenigen Monaten auf einer kleinen Flöte blies. Er blies so zärtlich in sie hinein und hörte dem Ton lange nach, als würde er auf ihm hinübergleiten, dorthin, woher er gekommen ist. Tim war selbst erstaunt und ganz verzückt von diesem Ton." Dennis meint erheitert: „Du findest ja schon immer wieder den Bogen hin zu einer anderen Dimension."

Wir sind so sehr in unser Gespräch vertieft, dass wir nicht bemerken, wie Tim und Patty wieder ins Haus gekommen sind. Patty ist vorausgesprungen, sie steht mitten im Zimmer, schüttelt sich reflexartig und sprüht das Wasser aus ihrem nassen Pelz in allerfeinsten Tröpfchen rundum auf uns, wie ein zierlicher Springbrunnen. Sie schaut völlig unschuldig drein. Ich will mich mit dem Handtuch auf sie stürzen, aber es ist schon zu spät, sehr zum Spaß von Tim, der ihr nachgesprungen ist und sich ausschüttet vor Lachen.

„Das nächste Mal trocknest du sie ab, am Eingang ist auch ein Handtuch deponiert", weise ich ihn zurecht. „Sie war schneller als ich und ist mir davongesprungen. Schließlich willst du ja, dass ich zuerst die Schuhe ausziehe", meint er, um keine Antwort verlegen, und setzt sich neben Patty auf den Boden, die nun inbrünstig ihre Pfoten sauber leckt. „Siehst du, sie säubert sich ja!" Ich folge mit meinen Augen den lehmigen Spuren auf dem Holzboden. Tims Blick folgt dem meinen. Dann sehe ich, wie der Schalk in seine Augen tritt. Flugs fasst er das Thema des heutigen Abends auf seine Weise zusammen: „Aha. Da ist also ein Engel zuerst durch den Matsch gegangen und dann in unser Haus eingedrungen. Sagt ihm doch das nächste Mal, er soll die Füße abputzen!"

„So verbindet Tim die beiden Welten", meint Dennis. „Mir gefällt das." – „ Ja, mir auch." Wir lachen uns zu, und Patty schaut vergnügt zu uns hinüber. Mein Blick fällt wie zufällig auf die Uhr: „Es ist schon nach Mitternacht, lasst uns schlafen gehen. Morgen ist auch noch ein Tag." Niemand rebelliert dagegen, nicht einmal Tim.

Wir gehen alle zu Bett. Ich kann den Tag noch nicht loslassen. Da liegst du, Monika, im Gartenhaus der Klinik, mitten im Blütenduft. Doch schon morgen holen dich die Leute vom Bestattungsinstitut ab. Habe ich richtig gehandelt? Mir fällt keine bessere Lösung ein. Wir sind räumlich durch viele Kilometer getrennt, und bald wird der Alltag mich wieder in seinen Griff nehmen. Trotzdem beunruhigt es mich, dich einfach so in fremde Hände gegeben zu haben, und ich fühle, dass in dieser Entscheidung etwas Unerlöstes liegt, was mich weiterhin beschäftigen wird.

Ich bette meinen Kopf ins weiche Kissen. Das Gespräch von heute Nacht umfängt mich wieder, die Resonanz von Sterben und Geburt bewegt mich weiter. Fragen gehen, Antworten kommen. Beim Einschlafen erkenne ich: Es sind alles keine endgültigen Antworten. Doch was sich dabei vertieft ist der Ort, von dem aus ich Fragen stelle und woher ich Antworten empfange. Ich spüre beim Hinübergleiten in den Schlaf: Auch an diesem Ort bin ich getragen.

Wiederklang

Nach der Erfahrung von Monikas Sterben und unserem Gespräch erinnere ich mich zu meinem Erstaunen wieder ausführlich an Tims Geburt. Sie liegt schon acht Jahre zurück, ich hatte die meisten Einzelheiten vergessen, doch jetzt kommt sie mir wieder genauestens in den Sinn, als würde mir die Erfahrung mit dem Tod einen neuen Zugang eröffnen.

Bei Monikas Sterben habe ich eine innige Nähe zu ihr gefunden. Sie hat es mir ermöglicht, das Sterben als Fluss des Werdens miterleben zu können. Derselbe Fluss, so spüre ich, trägt mich jetzt an den Ort jener anderen Ankunft zurück – zur

Geburt. Obwohl ich viele Tagebuchaufzeichnungen aus jener Zeit besitze, die mein Gedächtnis stützen, steigt die Geburt von Tim als ein Ganzes frisch und unmittelbar wieder aus der unwillkürlichen Erinnerung herauf.

In den folgenden Tagen setze ich mich frühmorgens hin und schreibe alles von neuem auf, dahinfließend in den Wassern des Werdens, aus denen auch immer der Wind des Vergessens weht.

Eine Ankunft

Kommt durch!

Treffpunkt

Seit acht Monaten lebst du, mein Kind, schon im Mutterleib. Bald habe ich dich ausgetragen. Die Geburt steht uns bevor. Der Raum um dich ist eng geworden. Gerade noch besteht eine dünne Schicht aus Wasser zwischen deiner Außenhaut und meiner Innenhaut. Was erlebst du? Machst auch du dir Sorgen, wie das alles werden wird, wenn uns der Geburtsprozess aneinander presst und du von hier ausgestoßen wirst? Oder freust du dich darauf, bald hinüberzugehen, von einer Welt in eine andere?

Ich höre eine Antwort. Sie ist so zart, dass ich mich ganz in die Stille rücken muss, um sie wahrzunehmen. „Ich liege mit dir zusammen in einer tragenden Haut. Sie ist weit", gibst du mir zu verstehen. „Meinst du", frage ich zurück „wir werden in einer Weite liegen, auch wenn es im Geburtskanal enger und enger wird?" – „Ja", flüsterst du mir zu.
Die Vorbereitung zur Geburt ist in vollem Gange.

„Kaiserschnitt", sagt der Arzt bei der nächsten Untersuchung. „Das rate ich Ihnen dringend. Sie sind mit ihren über vierzig Jahren eine Spätgebärende und das Kind eine Risikogeburt. Zudem haben Sie ein enges Becken." – „Nein", antworte ich, „ich werde zu Hause gebären."

Danach holen mich doch die Ängste ein, es ohne medizinische Unterstützung zu wagen, und ich bespreche mich mit Amanda, der Hebamme. „Warum nicht", meint sie. „Wenn du deine vertraute Umgebung brauchst, so lass uns eine Hausgeburt planen. Sollten sich wider Erwarten Komplikationen ergeben, sind wir schnell im Krankenhaus. Lass dich noch von Peter beraten, er ist ein erfahrener Arzt, ich arbeite bei Geburten zu Hause oft mit ihm zusammen."

„Durch dieses Becken soll dein Kind nicht hindurchgelangen?" fragt Peter bei der Konsultation. „Damit hat man dir Angst eingejagt. Lass dich nur nicht einschüchtern, das Kind passt sich in den meisten Fällen seiner Umgebung an."

„Ich werde dich und unser Kind mit Leib und Seele bei der Geburt und danach unterstützen", redet mir Dennis Mut zu. „Ich auch", ruft mir Sara, meine Freundin, von weit her durchs Telefon zu, „ich werde für die Geburt zu dir kommen." Es sind lauter gute Geister, die sich um dieses Ereignis versammeln. Sie verdrängen die Schatten der Angst und wecken in mir eine Begeisterung fürs Gebären. Und wir beide, du und ich, wir haben uns schon Mut zugeflüstert und sind für die Geburt in einer uns tragenden Haut verabredet. Sie wird unser Treffpunkt sein.

Ich merke, wie sehr die Vorbereitungen zur Geburt mir geholfen haben, Vertrauen zu gewinnen. Es kommt mir vor, als hätte ich schon ein ganzes Leben lang für dieses Ereignis geübt. Wie vielen Ängsten habe ich mich ausgesetzt – in Gedanken, Träumen, Gesprächen. Wie sehr habe ich besonders in der letzten Zeit versucht, meiner Angst ins Gesicht zu sehen, meine Körperwahrnehmung zu schärfen, Entspannung und Gelassenheit einzuüben. Groß war die Furcht zu versagen, nicht genügend Kraft zu haben, die Schmerzen nicht durchzustehen, mich zu verlieren und dabei den Kontakt zu dir, mein Kind. Wie viele Dialoge haben wir zwei miteinander geführt, um uns nahe zu sein. Ich hoffe, dass das auch beim Gebären noch möglich sein wird.

Was ich in der Schwangerschaft gelernt habe: für dich und mich Verantwortung zu übernehmen, auf die innere Stimme zu hören, trotz gut gemeinter Ratschläge von außen zu eigenen Entscheidungen zu finden. Was mit dir zusammen in mir wuchs ist meine innere Autorität. Ich spüre sie in mir funkeln. Sie ist wie eine Posaune, die mir die Melodie zuspielt: Nimm alle Kraft zusammen, die Lust und auch den Schmerz, um das Tor in diese Welt aufzustoßen! Sammle all deine Konzentration, um von tief innen her auf das Geschehen zu hören, seine Weisungen zu empfangen und dich darauf einzulassen.

Mehr kann ich nicht tun, mehr liegt nicht in meiner Hand. Ich hoffe, dass das Schicksal uns günstig gestimmt sein wird. Schellings Worte kommen mir in den Sinn, ich präge sie mir wie einen Leitsatz ein: „*Aus der Quelle der Dinge geschöpft und ihr gleich hat die menschliche Seele eine Mitwissenschaft der Schöpfung.*“ Darauf werde ich vertrauen, so kann es gelingen.

Ruf der Geliebten

Wir sind am Ort der Ankunft. Die Sonne durchflutet den Raum und bringt an der Wand den indischen Teppich zum Leuchten, den ich einst von einem Kamelritt durch die Wüste Marwar mitbrachte, dem „Reich des Todes“, wie mir damals der Karawanenführer das Wort „Marwar“ übersetzte. Erdfarbene Sonnenräder sind darauf abgebildet. Heute geleiten sie uns zur Geburt. Die Stimmung ist heiter, es liegt ein Glitzern in der Luft, als würde uns ein unsichtbarer Sternenhimmel zuzwinkern.

Schon wird es Nachmittag. Draußen liegt hoher Schnee. Reinigend bedeckt das Weiß die Erde, auf die du kommen wirst. Es dampft der Fluss, die Möwen kreisen im blauen Himmel und das Licht auf den beiden Schwänen, die sich flussabwärts treiben lassen, glänzt heute besonders festlich.

Die Rückenschmerzen sind schon stark, wenn eine Wehe zupackt. Es braucht Kraft, mich ihnen zu überlassen. Schweiß bricht aus auf meiner Stirn. Immer wieder muss ich mich auf die Toilette setzen, mit dem Drang, alles herauszupressen, was noch in den Gedärmen drin sein könnte. Sie sind schon fast entleert, der Weg für dich ist vorbereitet. Jeden Millimeter Platz werden wir gebrauchen können.

Es wird halb vier, die Wehen kommen jetzt regelmäßig, ihre Wucht raubt mir beinahe die Sinne. „Leg dich aufs Sofa", beschwichtige ich mich. Nun packen mich die Wehen schon in Abständen von fünf Minuten. Ich sollte die Hebamme anrufen und sie informieren. Doch ich möchte mich noch etwas vor der Welt verstecken, mein Geheimnis bewahren, dass es bereits begonnen hat. Ja, ich gebäre schon, es gebärt in mir. Du, mein Kind, bist am Kommen. Was zwischen dir, meinem Ungeborenen, und mir jetzt geschieht, ist dem Lieben verwandt, wir möchten diese Anfangszeit noch alleine auskosten, es ist unser Vorspiel, unser Intimspiel, nur für uns beide, du mein Ungesehenes, mein unbesehen Geliebtes. „Du, hörst du mich stöhnen, wenn die Schmerzen kommen? Es ist ein heftiges Stöhnen und ein süßes, hörst du?"

Und ich ahne schon fast ein wenig wehmütig, dass es die letzten Momente sind, wo ich in meinem Bauch deine Füße, deine Beine, deinen Körper sich bewegen spüre. Bald werde ich diese Empfindung, dass der Bauch von dir belebt ist, nicht mehr haben.

Es besorgt mich nicht, dass dein Vater noch im Supermarkt den Wochenendeinkauf macht. Diese Zeit gehört nur uns beiden. Wir sind gemeinsam in der Wehenwucht. Sie fühlt sich uralt an – so sehr, dass sich in mir die Frage anbahnt: Wie oft hast du sie wohl schon erlebt? Wie oft ich? Durch wie viele Leiber sind wir beide schon geboren worden? Ich weiß es nicht. Nur eines zählt: Jetzt sind wir beide dran, ich und du, mein Vielgefühltes, Vielerträumtes, meine Vision und jetzt auch mein Schmerz. Ist das dein Kopf, der mir so auf den Rücken drückt? Was in meinem Körper vor sich geht, wo hinein ich immer mehr gezogen werde, ist mir unbekannt. Jedes Zeitgefühl ist dahin. Meine Augen wandern kurz durch den sonnendurchfluteten Raum. Was für eine Frische, eingebündelt in Sonnenstrahlen.

Da, wieder eine Wehe. Oh, der Schmerz! Ich halte mich am Wort „Gelingen" fest. Es soll uns leiten während des Gebärens.

Gebärst auch du, mein Kind? Gebärst du mich und ich dich? Es ergibt keinen Sinn. Doch meine Sinne sind in einer anderen Schicht, tief im Gebären drin, miteinander neu verbunden, ich bin ihrer nicht beraubt, und an diesem Ort macht diese Frage einen Sinn.

Ich schaffe es kaum, die Minuten zwischen den Wehen zu zählen, Minuten, das sind Details, hier geht es ums Ganze, um die Geburt, um das volle Sein. Geh nach oben, sage ich zu mir, auf das Bett, wo du, mein Kind, empfangen worden bist. Ich verwende das Wort „gezeugt" nicht mehr, denn du bist von uns beiden empfangen worden, in unseren ineinander liegenden, in Liebe erglühenden Leibern, an einem Tag, an dem wie jetzt die Sonne ins Zimmer schien, eine Spätwintersonne.

Die Rückenschmerzen lassen nicht mehr nach. Es braucht meine ganze Konzentration, um mich von einer Wehe zur anderen entlangzuhangeln. Ich steige in den oberen Stock hoch und lege mich dort aufs Bett. Eiszapfen hängen funkelnd vom Terrassendach des Schlafzimmers. Die Sonne erscheint als ein leuchtender Ball im Fenster, wie eine Verheißung, sie vergoldet die Sonnenräder auf dem Wandteppich, den ich durchs offene Treppenhaus gerade noch sehen kann. Ich denke kurz ans Reich des Todes, Antigone kommt mir in den Sinn. „Du, meine Leuchte!", hat sie zum Abschied auf ihrem Todesweg zur Sonne gesagt – „Du, meine Leuchte!" sage auch ich zu ihr, zur Begrüßung auf unserem Weg, auf dem Ankunftsweg mitten ins pralle Leben hinein.

Die Sonnenstrahlen bündeln sich wie ein Juwel mitten auf meiner Stirn. Vertrauen, sag ich zu dir, zu uns, soll unser Losungswort sein, wenn wir ins Innere des Gebärens, ins Innere des Geborenwerdens, ins Innerste des Körpers eintauchen – ins Innere des Geburtskanals, des Weges nach unten, erdwärts. Nur nach unten? Ich spüre, da ist auch ein Weg nach oben, himmelwärts. Ich greife nach dem Walkman, ich habe mir die Musik schon bereitgelegt. War das heute Morgen? Es ist schon so weit weg. Die Schmerzen reißen mich in eine Präsenz hinein, in eine Nur-noch-Gegenwart. Ich setze mir die Kopfhörer auf, der persische Gesang „Ruf der Geliebten" erklingt. Die Melodie ergreift mich mit einer großen Zärtlichkeit, es war unsere Hochzeitsmusik. Sie verbindet uns alle drei. Erinnerst du dich? Schon damals lagst du in meinem Bauch, mitten in den Wassern des Werdens.

Wehentrommel

Ich höre Sara die Treppe vom unteren Stock heraufsteigen. Sie ist für die Geburt von weit her angereist. Ich nehme die Kopfhörer ab und rufe: „Sara, ich bin hier oben. Die Geburt hat schon begonnen!“ Sie erscheint in der Tür, ihr rotgoldenes Haar leuchtet im Gegenlicht. Um ihren Kopf herum erblicke ich einen hellen Schein. „Wie eine weise Hexe siehst du aus“, lache ich. Ernst schaut sie drein: „Sollen wir Amanda anrufen, sind die Wehen regelmäßig?“ Ich spüre, sie ist aufgeregt, auch etwas hilflos, aber sehr konzentriert. „Lass uns noch etwas warten“, erbitte ich mir Zeit. Ich schließe die Augen und lasse mir die Sonne auf die Stirn scheinen, sehe ihre gefiederten Strahlen hinter den geschlossenen Augenlidern und spüre, wie meine Sicht immer mehr einwärts sinkt.

Da ist wieder eine Wehe, der gellende Schmerz nimmt mich in die Zange. Ich atme tief in ihn hinein, um ihn auszuhalten. Ich bin wie in einer großen Trommel, unter Donnertrommelschlägen. „Dies ist erst der Anfang“, sage ich mir. „Sei mutig, es werden noch viel größere Schmerzen zu ertragen sein. Bleib frisch.“ Obwohl ich dich nicht hören kann, weiß ich, dass dein Herz wie eine kleine Trommel in einem schnellen, kräftigen Rhythmus entschieden in mir schlägt.

Was geschieht mit dir? Lange bist du im Wasser getragen worden, der Schwerkraft noch fast enthoben. Nun wirst du von meinem Fleisch in die Zange genommen und mit einer Wucht hinuntergestoßen. Ja, ausgestoßen sollst du werden! Du bekommst eine heftige Massage und wirst dabei in deinen kleinen Körper hineingepresst. Wie nie zuvor spürst du deine Begrenzung, deinen Körperrand. Das wird hilfreich sein, denn du wirst aus deinem kleinen, dunklen, immer enger gewordenen Raum, aus dem Körperinnenraum, in einen Weltaußenraum hinausgestoßen, der unendlich weit ist.

Ich entscheide mich, die Hebamme anzurufen und spreche ihr schnell aufs Band: „Amanda, hier ist Mirjam. Ich habe bereits geburtswirksame Wehen, alle fünf Minuten." Kaum habe ich den Hörer aufgelegt, ruft Amanda zurück. „Es geht also los", sagt sie nüchtern, „das habe ich mir schon gedacht, weil ich soeben Dennis im Supermarkt getroffen habe." „Der weiß es ja noch gar nicht", meine ich erstaunt, „er ist immer noch weg." „Ja schon", sagt sie, „aber ich habe Dennis bis jetzt noch nie im Supermarkt gesehen." Es ist etwas verwirrend für mich, solchen Zusammenhängen zu folgen, ich muss mich doch so sehr auf mein Inneres konzentrieren. Ich schaue wie beiläufig auf die Uhr, es ist jetzt zwanzig nach vier. „Ich mache zuerst noch einen Besuch und dann komme ich bei dir vorbei, um zu sehen, wie weit es schon ist", sagt Amanda. „Wann kommst du genau?", will ich wissen. „Um sechs." – „Also bis dann."

Schmerzen

Wir haben noch lange zu warten. Oh, da kommt die nächste Wehe, im tiefblauen Himmel kippt der Sonnenball schon fast über den Fensterrand hinunter, das Licht blendet sich langsam aus. Der Schmerz ergreift mich wieder, alles taucht ein ins Weiß, wird für eine Minute noch weißer, hinter den geschlossenen Augenbällen, die sich einwärts kehren, dem Ungeborenen zu. „Wo, sag wo, mein Kleines, werden wir hindurchmüssen?"

Die Sterne versammeln sich für deine Geburt. Sie gleiten auf sie zu und bilden dabei das dir bestimmte Gewebe am Himmel, wo aus unsichtbaren Sternenverbindungslinien deine Ankunftsfäden gesponnen werden. Nun höre ich die mir vertrauten Schritte auf der Treppe, Dennis kommt nach Hause. Wenn er wüsste, was da oben los ist. Ich lasse ihn noch im Ungewissen, höre zu, wie er die Lebensmittel im Kühlschrank verstaut und schmunzle in mich hinein, er ist noch eingesponnen in die alltäglichsten Handgriffe, während wir da oben schon im Geburtskanal sind. Mirjam, selbst vor ihm spielst du noch ein kleines Versteckspiel. Etwas in dir ist verschmitzt geblieben, lacht über die Welt und all ihre Betriebsamkeit. Währenddessen bahnt sich in uns eine ungeheuer große Konzentration an, ein sich in den Schmerzen versammelnder Fokus, der wie der Mittelpunkt eines Strudels wirkt. Ja, mein Kind, wir sind in einem reißenden Fluss gelandet! Ich habe den Ort deiner Geburt, unser Schlafzimmer, doch so gut vorbereitet, mit Wärmelampe, mit frischen Bettlaken, mit dem Duft von Rosenöl, und nun sind wir inmitten eines wilden Gebirgsstroms.

Ich höre, wie Dennis unten die Kühlschranktür zustößt. Sara schaut zu mir herüber und hebt fragend die Augenbrauen. „Soll ich es ihm sagen?" Etwas zögert in mir, doch bald schon kommt die nächste Flut von Schmerz. So nutze ich die Pause und rufe: „Hallo Dennis, ich bin da oben, die Geburt hat schon begonnen." In meiner Stimme klingt Stolz, der Stolz der Gebärenden, der Frau, der Urfrau. Dennis eilt die Treppe hoch, das Weh ergreift mich wieder. „She is in labour", sagt Sara. Der englische Ausdruck für gebären bedeutet Arbeit, Schwerstarbeit.

Wir wissen nicht, was alles geschehen wird, in diesem Raum, angefüllt mit Ungeborenem.

Auf!

Dennis setzt sich aufs Bett. Das gibt mir Schutz. Ich vernehme weitere Schritte, doch ich kann nicht mehr richtig hinhören, denn wieder rollt eine Wehenwelle heran. Ich spüre Hände am

Kreuzbein, direkt auf dem Knochen, der zu zersprengen droht. Ah, es sind warme, weiche Hände, Frauenhände, die mich nähren. Das ist Amanda. „Lass dich mal untersuchen", sagt sie in der Wehenpause „Leg dich auf die Seite." – „Ich kann nicht." Alles in mir ist am Gebären, wie soll ich mich da wenden? „So lass mich wenigstens fühlen, wie weit der Muttermund schon geöffnet ist." Ich spüre ihre erkundende Hand. „Er ist noch nicht weit offen, erst einen Zentimeter." – „Was? Erst einen Zentimeter? Ich habe schon solche Rückenschmerzen!" – „Die werden noch viel schlimmer", meint Amanda gnadenlos. „Das Kind muss noch ins Becken hinunter und am Steißbein vorbei. Sei froh, dass die Fruchtblase noch nicht geplatzt ist, sonst würde es noch mehr wehtun."

Innerlich macht es klick bei mir, ich stelle mich auf noch viel stärkere Wehen ein. Ich schließe unbewusst einen Vertrag mit mir, sie auszuhalten. Ich spüre auch, dass mir in dieser inneren Ausrichtung Kraft zuwachsen wird.

Wie von weitem höre ich Amanda sagen: „Ich gehe jetzt nach Hause zum Abendessen und komme dann wieder, um dir zu erklären, wie du die Nacht verbringen sollst. Aber warum liegst du eigentlich im Bett? Ich weiß, es ist Gewohnheit, sich ins Bett zu legen, wenn es weh tut, aber warum stehst du nicht einmal auf und probierst verschiedene Stellungen aus, bis ich wieder da bin?" Kaum getraue ich mich noch zu fragen, wann sie wiederkommen wird. Ich brauche eine genaue Zeitangabe, eine Zahl, an der ich mich festhalten kann. „Um acht", sagt sie. „Gut, dann bis acht", lasse ich verlauten und verberge, wie gern ich es hätte, sie würde bei mir bleiben.

Wir müssen uns also auf eine lange Nacht einstellen. Halte deine Kräfte zusammen, sag ich zu mir, zusammengebündelt, ein Strahlenbündel aus klarer Energie, um dieses Tor zur Welt für uns beide aufzustoßen. Amanda ist gegangen. Wir drei von ihr im Empfangszimmer der Geburt Zurückgelassene, Dennis, Sara und ich, rücken wie ein Verschwörerdreieck zusammen. Jetzt liegt diese Geburt in unseren Händen. Angst können wir uns nicht leisten, das wäre reine Energieverschwendung.

„Auf!", schreie ich. Ich spüre, wie der Ton die Wirbelsäule hinunterschallt, sie zum Vibrieren bringt. Kann ich den Beckenboden entspannen, öffnen, loslassen? Er ist einer großen Spannung ausgesetzt, ich muss dort unten, tief im roten Fleisch, einen nicht enden wollenden Schmerz ertragen.

„Auf!", rufe ich bei jedem Schmerzensschwall. Es ist ein magisches Wort, es wird das Tor dort unten auftun: Es werde Wort, es werde Tor, es werde „Auf!" Sesam, öffne dich! Hör, mein Körper: Auf! Dieses Wort durchdringt ihn, dieses Wort stößt den Beckenboden auf. Eine magische Schwingung bahnt sich in dem Ton an. Ich weiß, ich muss nur die richtige Frequenz erreichen, damit dieser Klang wie ein Schlüssel in den Muttermund eindringt und ihn zum Öffnen bringt. „Auf!" Jetzt wird die Stimme tiefer, rutscht hinunter. Ich höre eine alte Frau aus mir herausrufen. Nun stimmt die Schwingung genau. Der Ton trägt die Wehen einem Ort zu, wo sich die Sinne neu miteinander verbinden, wo die Schmerzen fast aufhören. Ich fühle mich uralt mit diesem Zauberklang. Wo habe ich ihn nur gelernt? Hat er mir schon einmal beigestanden?

Hellwach

Es gibt keine Zeit mehr, nur noch Präsenz. Von fern klingt noch eine Idee von Dauer an und ermahnt mich, mit meinen Kräften zu haushalten.

Wie nur? Da sind die Wehenpausen. „Koste sie aus“, höre ich eine weise Stimme in mir. So versuche ich beim nächsten Verebben des Schmerzes in den Körper hineinzuhorchen. Da entdecke ich eine befreiende Bewegung. Ich werde wie auf einer Welle, die vom Innersten des Körpers her schwingt, in einen weiten Luftraum hinausgetragen, bis zu einem äußersten, gerade noch fühlbaren Rand, wo etwas Erstaunliches eintritt: Ich erfahre an diesem Ort eine kaum fassbare Entspannung, ein Schmelzen, so zart, dass ich es kaum aushalte. Dabei werde ich wie auf einem Wellenkamm hinaufgehoben und für einen Augenblick sogar aus mir hinausgetragen. Ich fühle mich in einer fast himmlischen Süße aufgehoben. Bis die Welle sich überschlägt, bis ich von einem zurückfließenden Strom wieder empfangen und zurückgetragen werde, bis ich im Andrang der nächsten Wehe meinen Körper wieder wahrnehme. „Oh, da ist sie schon!“ Ich atme tief in den Schmerz hinein, erfrischt durch die soeben erfahrene Weite, und rufe mit neuer Kraft das alte Zauberwort: „Auf!“

Mit jedem Schrei stoße ich das Tor zur Welt etwas weiter auf. Ich erinnere mich an die Trommelschläge in einem östlichen Kloster, dort wurde der Sprechchor der Mönche ebenso von einer Trommel angetrieben. Jetzt bin ich befeuert vom mächtigen Antrieb des Gebärens, das Tor zur Welt für dich, mein Ungeborenes, aufzustoßen. Wie zu meiner Unterstützung erklingen in mir wieder die eindringlichen Silben in Sanskrit, die sich mir damals einprägten – schon damals waren sie von dem Gefühl begleitet, ein Tor werde aufgestoßen, das Tor zu einem neuen Ufer: „*Gate, gate, paragate, parasamgate, bodhi svaha.*“ Ich rufe sie dir zur Ermutigung in unserer Sprache zu, in einem eindringlichen Rhythmus: „Gegangen, gegangen, hinübergelangt ans andere Ufer, hellwach!“ Ja, mein Kind, wir sind hellwach, so wach, dass wir mitten im Gebären auch schon an einem anderen Ufer liegen.

Das Geschehen nimmt einen klaren Rhythmus von Wehentrommel und Wehenstille an. So viele Trommelschläge, so viele Aufschläge hämmere ich in der Wehenzange durch mein Rufen an den Beckenboden: „Auf, auf, auf!“ Und in den Wehenpausen stellt sich spontan ein Sprechchor ein, der mir antwortet: Sara und Dennis zählen laut „Eins, zwei, drei!“. Sie strukturieren die Stille für mich, während ich wieder in das schmelzende Gefühl hinaufgehoben werde. Im Rhythmus ihres Zählens kann ich mich ihm hingeben und mich zugleich schon darauf einstellen, wann ich wieder von der nächsten Wehe gepackt werde. Es entstehen so überschaubare Abschnitte von hartem Zugreifen und weichem Loslassen, von gellendem, aber zeitlich begrenztem Schmerz und einer süßen Entspannung, in der sich die Kräfte erneuern.

Weisungen

Jetzt kommt ein heftiges Weh. „Halte die Hand an meinen Rücken“, dirigiere ich Dennis. „Fester, nein, nicht die Handfläche, nur die Knöchel. Nein, nicht da, etwas weiter unten!“ Er findet die genaue Stelle. Ich presse in den Wehenstößen die Schmerzen in seine Knöchelreihe, von der ich gehalten werde, dies gibt mir eine Begrenzung. Weh für Weh rutschen seine

Knöchel etwas tiefer die Wirbelsäule hinunter. „Es geht voran!" triumphiere ich. Die Trommeln treiben dich, mein Kind, im Millimetertempo erdwärts. Wir sind auf dem Weg durch den Geburtsschacht hinunter. Die Strecke erscheint mir lang. Ich stelle mich auf eine große Entfernung ein, obwohl es auch Entfernung kaum mehr gibt in dieser Gegenwartswucht.

Es befeuert mich, dass du hinuntertreibst. „Hallo, mein Kleines", begrüße ich dich. Ich erinnere mich an den Traum vor der Geburt, wo ich die Weisung erhielt: Heiße dein Kind alle zwei Zentimeter willkommen. Fast hätte ich es vergessen. „Hallo du", sage ich anerkennend, „du machst mit, du stößt deinen Kopf voran im engen Kanal." Schon ergreift uns die nächste Wehe. „Vertrauen!", rufe ich dir zu. Und schon erreichen wir die nächste Wehenpause. „Spürst du die Weite, die uns trägt? Spürst du die Süße darin?" – „Ja", höre ich dich sagen, „ich genieße sie."

„Du, du, du", flüstern wir uns gegenseitig durch die Adern zu, durch dasselbe Blut, das in uns beiden pocht. Es ist unser letztes Liebesgeflüster die Blutbahn hinunter, bald kommen wir an der Grenze zum Geborenwerden an.

Ich liege auf der Seite, gehalten von Dennis und Sara. Dennis gibt mir Schutz mit seinem ganzen Körper. Er liegt an meinem Rücken, an mich geschmiegt. Die Knöchel seiner Hand sind in meine Lendenwirbel gestemmt, um den Schmerz abzuleiten. Sara hält mich mit ihrem Blick umfangen. Sie lässt mich nicht mehr los mit ihren Augen, sie hält mich in Bann. Ich spüre uns Stirn an Stirn, obwohl sie in einiger Entfernung am Boden sitzt und einfach schaut, mit ihren weisen und weisenden Augen. Sie ist jetzt, nach Amandas Abgang, die Hebamme, die „femme sage", die weise Frau. Ich spüre ihren Blick auf mir, selbst wenn ich die Augen schließe.

Dank diesem doppelten Halt werden die Fluten des Gebärens eingedämmt, von vorne und von hinten, von Frau und Mann. Diese Dämme kanalisieren mich. Ich spüre: Ihr beide seid ganz nahe an meiner Gegenwart, ihr versteht, dass ich im Jetzt-Griff bin und jedes noch so kleine Dazwischenfunken, jedes überflüssige Wort, jede ungenaue Handbewegung oder unpassende Berührung mir Präsenz nehmen könnte, mich aus dem Rhythmus bringen, die Trommelschläge durcheinander wirbeln, die Geburt zerrütten könnte. Der Klarheit, die von innen herrührt, muss unbedingt von außen präzise begegnet werden. Diese Übereinstimmung hilft mir, zutiefst in mich hineinzuhören, was jetzt gerade nötig ist, und Anweisungen zu geben, bei denen es, wie bei Dennis' Knöcheln, auf Genauigkeit ankommt. Wir lernen in einem fort, wie wir mit dem Andrang dieser Wucht umgehen können, wie wir uns hineinfinden in das, was hier entsteht. Es ist ein Schöpfungsakt: uns den Weg zeigen zu lassen am Ort des Gebärens und Geborenwerdens.

Dennis legt sich noch dichter an meinen Rücken. Seine Brust tut mir wohl, sie wärmt mir den Rücken, dort wo das Herz ist, und stärkt meinen Willen. Nun brauche ich einen Halt von unten: „Sara, setz dich ans Bettende, nimm meine Füße und drück mir auf die Mitte der Fußballen." Dies hilft, es leitet auch dort die Schmerzen ab und sprudelt mir Kraft zu. So ist es gut, so sind unsere drei Körper aufeinander abgestimmt und zu einer einzigen Skulptur geworden, spontan entstanden in dieser in sich logischen Choreographie des Gebärens. „Gib mir noch mehr Widerstand, Sara, an den Fußsohlen", bitte ich sie. „Yes, at the sole of the feet", antwortet sie. Ich verstehe „an der Seele der Füße". Das Wort „Seele" ergreift mich, denn zunehmend kommst du, mein Kind, auf dein Erdendasein zu. Wer wirst du sein? Was wird deine Bestimmung werden?

Geburtskanal

„Auf!“, beschwöre ich mein Fleisch. Der Schmerz zersprengt mir fast den Rücken. Es ist wie eine Explosion ins Körperall. Doch in mir ist nicht die geringste Angst, dass etwas zu Bruch gehen könnte. Was Not tut, ist nun auch ein Halt von oben. Ich taste mit meiner linken Hand hinauf und suche nach einem Ort, um mich zu verankern. Da ist das Kopfteil des Bettes, ich erfasse seine obere Kante. Wie zum ersten Mal fühle ich Holz. Ich stemme meinen Arm der soliden Materie entgegen und erquicke mich an ihrem Widerstand.

Plötzlich begreife ich, dass auch da oben ein Tor aufgestoßen werden muss, eine Armlänge höher als da, wo mein Kopf endet, es muss unbedingt mit aufgehen. Wieder ergreift mich eine Wehe. Mittendrin versuche ich, das obere Tor aufzustemmen. Die Hand, der Arm, der ganze Rücken helfen mir daran zu rütteln. Die Kraft dazu steigt von den Füßen übers Steißbein die Wirbelsäule hoch und weiter in den Arm und in die Hand hinauf. Eine große Lebendigkeit schlängelt sich aufwärts durch mich hindurch und dann in einer kreisenden Bewegung wieder erdwärts. Für einen Moment spüre ich sogar beide Ströme gleichzeitig.

„Auf!“ Meine Stimme wird immer unerbittlicher. Durch diese Kraft, die mich jetzt durchströmt, wird es auch eintreten, daran zweifle ich keinen Augenblick. Überhaupt fehlen in der vollkommenen Gegenwart Zweifel und Angst. Jede Emotion hier wäre reiner Luxus, ein unnötiger Kräfteverschleiß. Am ehesten klingt meine Stimme nach Wut, doch es ist keine wütende Wut, es ist – wenn überhaupt – eine hellsichtige Wut. Ein Schreien, das mit Wut gemeinsam hat, unbedingt erhört werden zu wollen.

„Auf, Himmelstor!“ Ich rüttle mit geballter Kraft am Holz, gleichzeitig stoße ich meine Beine und Füße in den Halt von Saras Händen „Auf, Erdtor!“, befehle ich. Und jetzt geschieht es: Aufgespannt zwischen den zwei Toren, werde ich zu einer Öffnung, die mitten durch mich hindurchgeht, vom Himmelstor zum Erdtor. Der Geburtskanal ist geboren!

Ich bin in der Präsenz aller Kräfte, jenseits der Zeit. Für einen Augenblick spüre ich uns beide sogar in allen drei Zeiten zugleich, vergangen, gegenwärtig, zukünftig, und erfahre uns in beiden Welten zugleich, diesseitig und jenseitig. Nun weitet sich der Geburtskanal. Ich sehe dich inmitten eines Lichtes liegen.

„Du, du“, begrüße ich dich in diesem Lichtkanal, der dich erdwärts treibt. Kennst du ihn schon? Bist du da schon einmal hindurchgegangen? Wie du einst himmelwärts getrieben wurdest? Ist es der gleiche Kanal? Ist dies lediglich ein Richtungswechsel? Kommst du aus einer Dimension, aus einem unirdischen Reich, das wir fälschlich Todesreich nennen? Weil wir, wenn wir nicht im Geburtskanal sind, diese Welten voneinander trennen?

Pressen

Ich schwitze, rieche wie ein Tier, ströme einen Schweiß aus, den ich noch nie an mir gerochen habe. Mein feuerroter Pyjama klebt am Körper. Kurz öffne ich die Augen. Es tut gut, das Rot zu sehen. Es wirkt wie Balsam auf die schmerzende Wurzel des Rückgrats. „Durstig bin ich, gebt mir zu trinken.“ Sara eilt in die Küche hinunter und bringt einen Krug herauf, ein Getränk für Leistungssportler, das direkt ins Blut gehen soll. „Ich rieche nach Stall“, sage ich belustigt. „Habt ihr mich je schon so gerochen? Ich rieche wie die Tiere in Bethlehems Stall, wie Ochs und Esel. Sie haben ihren Stallgeruch bei der Anbetung des Kindes verströmt." – „So weit sind wir aber noch nicht", meint Dennis ernüchternd. Wir lachen alle drei herzhaft und genießen die kurze Pause.

Wieder eine Wehenbefeuerung. Kaum kann ich das Getrunkene bei mir behalten, es brennt mich in der Speiseröhre. Tief atmen, behalte es in dir, ermahne ich mich. Wer weiß, wie lang der Weg im Schacht noch sein wird. Der Schmerz ist enorm, ich rüttle am Tor nach oben, ich stoße am Tor nach unten, ich schreie mein „Auf!" den Rücken entlang hinunter, damit er sich weitet. Es brennt feuerrot am Steißbein. Das Jetzt verdichtet sich, ein Pfropfen knallt unten hinaus wie ein Korken von einer Champagnerflasche. Eine kleine Erleichterung tritt ein, es hat einen Verschluss gesprengt. Das muss der Schleimpfropf der Fruchtblase sein. Ich öffne die Augen und streife die Hose hinunter. Die Binde ist feucht von einer weißlich-rötlichen Flüssigkeit. „Ah", konstatiere ich nüchtern, „jetzt ist die Fruchtblase geplatzt."

Ein heftiger Drang zum Pressen ergreift mich wie ein Trieb. Es presst und drückt etwas das Rückgrat entlang hinunter, es zersprengt mich fast dabei, aber es rutscht. Vor meinem inneren Auge sehe ich dich, mein Kind, in einem roten Schacht. Ich spüre, du machst mit. Ich stelle mir vor, du stößt dich ab, du drehst dich in die Geburtsspirale hinein.

„Bravo, nur Mut, nur Mut!", rufe ich dir zu, „wir sind wieder ein kleines Stück vorangekommen." Da überkommt mich schon die nächste Presswehe – diesmal mit einem ungeheuren Schmerz. Und doch ist ein Triumph mit ihm verbunden wie ein Trompetenstoß: Du kommst!

Ich empfinde etwas Schweres, ein Gewicht im weichen Fleisch des Beckenbodens. „Dennis, Sara, der Kopf ist schon ganz unten. Und Amanda ist nicht da. Schnell, ruft sie an, die Presswehen sind eingetreten." Ich schließe die Augen, um mich auf die nächste einzustellen. Sie rollt heran, sie setzt auf Zwerchfellhöhe an und nimmt mich in die Zange, sodass ich mitpressen muss. Jetzt treibt etwas durch den Engpass hindurch, an einer Stelle am Rücken vorbei, wo der Schmerz explodiert. „Es gibt keinen Schmerz, den du nicht aushältst", erinnere ich mich an Amandas Worte aus der Geburtsvorbereitung, „sonst würdest du das Bewusstsein verlieren." Nun spüre ich, wie sich mein Fleisch tief unten anfüllt: wie mit einer schweren Frucht, mit deiner Kopffrucht.

Erregung

„Wo steckt sie bloß, die Hebamme? Ruft sie an, sie muss jetzt kommen!" Und wieder ergreift es mich, ich tauche ein, ich presse, es presst in mir. Doch das Verebben der Wehe in die Weite des Körpers hinaus ist immer noch süß und schmelzend. In dieser kurzen Erfrischung blitzt in mir der Gedanke auf: Wir bringen das Kind selber zur Welt, ohne Amanda. Ich konzentriere mich: Im untersten Regal steht das Buch mit dem Kapitel über das Abnabeln und das weitere Prozedere, Dennis wird es kurz lesen müssen. Ein Stück Bindfaden abkochen, um die Nabelschnur steril abzubinden, erinnere ich mich gerade noch, da packt mich schon die nächste Wehe. Die nötigen Anweisungen werde ich beim nächsten Verebben der Wehe geben, beruhige ich mich und tauche in die Fluten ab. Beim Wiederauftauchen höre ich Schritte auf der Treppe. „Amanda kommt", ruft mir Dennis erleichtert entgegen. „That's Amanda!", atmet Sara auf.

Von fern höre ich plötzlich ein entschiedenes Pochen. Das muss dein Herzschlag sein. Amanda muss ein Stethoskop an meinen Bauch gehalten haben. Warum nur macht sie das? Es lenkt mich ab. Das Gleichgewicht von innen und außen kommt ins Wanken. „Es ist ein starkes Herz", höre ich sie zuversichtlich sagen. Ich tauche auf und lasse Amanda durch meine Augenschlitze ein: „Hallo, da bist du endlich!"

Sie streift mir die Pyjamahose ab, das Tor zur Welt wird frei für Einblicke. „Da ist ja schon der Kopf in der Scheide sichtbar", sagt sie erfreut. „Es kommt", stimmt Dennis aufgeregt mit ein. „How incredible", ruft Sara aus. Ich bin bereits wieder untergetaucht. Wenn sie nur still sein könnten, denke ich, ich brauche jetzt all meine Sinne zutiefst innen, dieses Stimmengewirr lockt die Konzentration aus mir heraus nach außen, an die Oberfläche. Für mich gibt es keinen von außen sichtbaren Kopf, es gibt nur diese schwere, drückende Frucht, diesen Fruchtball im Fleisch, der mich zum Bersten anfüllt und jetzt unbedingt raus muss. „Auf!", schreie ich wild und vergesse, dass dies ein Kind ist. „Auf, sonst platze ich!"

„Willst du wirklich im Bett gebären?", höre ich da Amanda. „Komm doch auf den Geburtsschemel." Ich kann die Augen kaum mehr öffnen, so sehr sind sie nach innen gedreht. Ich nehme den Schemel kurz durch meine Sehschlitze wahr, er steht direkt vor meinem Schreibtisch, auf dem das regenbogenfarbige Schürzentuch einer Tibeterin liegt und mir Vertrautheit einhaucht. Ich nehme Amandas einladende Geste zur Kenntnis, doch es liegt mir fern, ihr nachzukommen und aufzustehen. Wie soll ich mich denn erheben, mit diesem Gewicht in der Scheide? In der Not frage ich sie trotzdem um Rat: „Was meinst denn du, was besser ist?" – „Ach", meint sie, „komm doch auf den Schemel, da kann ich alles besser sehen und unter Kontrolle halten.“ Ich stimme zu. Doch wie mich aufrichten und fortbewegen, mit diesem offenen Schlund in mir und dieser zu großen Frucht darin? Irgendwie schaffe ich es doch, mich zu erheben und die wenigen Schritte vom Bett zum Schreibtisch zu machen. Die unzähligen Male, in denen ich diesen Bewegungsablauf eingeübt habe, helfen mir dabei, es zu vollbringen. Es kommt mir vor, als hätten meine Muskeln ein ganzes Leben lang für diesen Augenblick geprobt.

Ich sitze auf dem halbringförmigen, von Amanda selber entworfenen Schemel, der den Blick auf den Damm am Beckenboden freilässt. Dennis sitzt hinter mir auf meinem Schreibtischstuhl und hält mich in seinen Armen, ich lehne meinen Rücken an seine Brust und spüre sein Herz. Wie wohltuend! Es ist eine altbewährte Haltung für uns beide, eine „posture of the soul“, wie Dennis sie benennt, eine Körperhaltung unserer Seelen, und immer ist daraus etwas Gutes entstanden.

Schwer bin ich im Geburtskanal mit dieser Kopffrucht angefüllt, schwer zieht die Erde an ihrem Gewicht und füllt das Gewebe in der Scheide und im Beckenbodendamm noch mehr mit ihr aus. Trotz des Schmerzes empfinde ich eine unglaublich lustvolle Sättigung im Fleisch und ich staune über die Erregung, die da im Liebeskanal entsteht, vor Lust beinahe berstend.

Kommt an!

Muskelsäulen

Ich höre Stimmengewirr. „Kocht Wasser ab!“, gibt Amanda ihre Anweisung. „Wo ist der Eimer?“ fragt sie mich. „Unten im Badezimmer“, bringe ich mühsam hervor. Die Worte kommen aus einer anderen Schicht als jener, in welcher ich mich befinde. Ich bin noch tief drin im Geburtsschacht. „Wo“, stört sie mich schon wieder, „sind die Wattetupfer und das Weizenkeimöl?“ – „Auf dem – wie heißt es denn? – auf dem Regal.“ Die nächste Wehe presst. „Oh, reißt die Haut am Damm? Amanda, öle sie ein, sie muss sich dehnen, unbedingt“, flehe ich sie an. „Es ist noch genügend Platz“, beruhigt sie mich und lotet mit ihrem Finger die Stelle zwischen Kopf und Dammhaut aus. Die Haut fühlt sich dort aufgeblasen an, wie ein zu praller Ballon. Wird sie platzen?

Noch spüre ich – wie wohltuend! –, wie Amanda mir das Weizenkeimöl einreibt und sich über dem Damm eine Schutzhaut aus samtigem Fett bildet, da überkommt mich wieder das Pressen und alles drückt nach unten. Ich empfinde gerade noch, dass auch das Tor nach oben weit geöffnet ist und mir eine Ausrichtung lotrecht zur Erde gibt. Ich stütze mich mit beiden Händen auf Dennis‘ Oberschenkel ab, meine Arme zittern und stoßen sich in sein Fleisch, mit der gleichen Wucht, wie ich auch meine Beine in den Fußboden stemme. Im vollen Besitz meiner Kräfte sitze ich da: mein Rücken umfangen von Dennis' Leib, meine zwei vibrierenden Beinsäulen links und rechts, getragen vom Boden, darüber meine zwei zitternden Armsäulen, abgestützt auf die Säulen seiner Beine. So bilden wir für die Endphase der Geburt gemeinsam ein Körpergebäude, solide aufgebaut aus Stützpfeilern, geerdet in der Wucht der letzten Wehen.

Krönung

Wieder überrollt mich eine Welle, ich stöhne laut. „Die Kugel muss raus!", schreie ich. „Halt!", ruft Amanda beschwörend. „Atme so, wie ich es dir vormache." Dicht vor meinem Mund höre ich sie in einem beschleunigten Staccato rufen: „Ha! ha! ha!" Ihr Atem stößt meine Augen auf, ich werde von ihrem Gesicht hypnotisiert und schreie im gleichen Rhythmus mit, wie ihr Spiegelbild, Auge in Auge gebannt. Wir sind beide darin vereint, die Wucht des Pressens aufzuhalten, dass es nicht reiße, dass es nicht platze, dass es nicht explodiere. Und dann, im nächsten Andrang der Wehe, angespannt aufs Äußerste, geschieht es: Die Kugel wird mit ungeheurer Anstrengung herausgeschoben, Fleisch trennt sich von Fleisch.

Ich lehne mich zurück an die Brust von Dennis und warte auf das süße, schmelzende Emporgleiten, das nun ankommt und mich weich hinaufträgt in eine neue Wirklichkeit.

„Der Kopf ist draußen!", höre ich die anderen. „This is the crowning", ruft Sara. Wie stimmig, realisiere ich von weit weg. Das ist wirklich eine Krönung.

Staunen

Auch die Gestirne halten für diesen Augenblick der Ankunft an und bringen über uns am Himmel die Milchstraße zum Stehen. Wir werden von Sternen tausendfach umarmt.

„Da!“, ruft Amanda, „es gibt schon ein Tönchen von sich.“ Von Ferne höre ich ein zartes „Ah“, als würde jemand erleichtert ausatmen. „Hörst du, es atmet schon“, meint Dennis aufgeregt. Es, wer? fragt es in mir. Verlangsamt, wie in Trance, atme ich aus: Ah, das bist ja du! Kaum kann ich es glauben, dich vernommen zu haben. Nur langsam wird mir bewusst, dass du nun hier draußen anzusprechen bist. Verzeih, mein Kind, für einen Moment habe ich dich vergessen. In der äußersten Anspannung spürte ich nur noch eine Kugel, die es um alles in der Welt, um Leben oder Tod, herauszupressen galt. Jetzt bin ich wieder bei dir.

Noch spannt es sehr im Beckenboden. Die Schultern müssen erst geboren werden, damit dein Körper schlüpfen kann. „Jetzt musst du noch einmal pressen“, meint Amanda ruhig. „Was, künstlich?“, frage ich. „Ja“, meint Amanda, „so, wie du es im Kurs gelernt hast.“ Es liegt mir fern, dem nachzukommen, es wäre der erste Willensakt in diesem Ereignis. Warum nicht auf den nächsten Drang des Pressens warten? Wir haben doch noch Zeit.

Die andern werden unruhig, das Bild ist für sie kaum erträglich: Ich, das Muttertier, an beiden Enden von einem Kopf gekrönt. Mein großer Kopf, dann mein Leib, aus dem dein kleiner Kopf herausragt – Kopf-Rumpf-Kopf, eine ungewöhnliche Dreifaltigkeit, geradezu absurd. Nein, so kann es nicht bleiben. Und da rollt auch schon eine neue Wehenwelle heran, die Wucht des Pressens überkommt mich, und ein weiteres Stück Körper rückt aus meiner bis zum Äußersten geweiteten

Scheide. Wieder trennt sich mühsam Fleisch von Fleisch, zum letzten Mal, denn nun spüre ich es gleiten, spüre ein Körperchen nachgleiten: Ah! du schlüpfst.

Es braucht Zeit, dir von innen nach außen nachzukommen, es dauert, bis ich meine Augen öffnen kann. Da liegt auf meinem Bauch, in meinen Armen dieses kleine Wesen. So oft habe ich mit dir im Innern meines Körpers gesprochen, jetzt bist du da, ich kann es nicht fassen. Wie soll ich dich denn ansprechen? „Hallo", sage ich schüchtern. Ich sehe deinen kleinen Kopf von oben. Du, mein Glitschiges, liegst auf meinem Herzen, bei uns, auf der Welt. Auf deinem Körper liegt ein weißes Tüchlein, daraus schaut ein Händchen hervor, blaurosa. Ich sehe es an, entzückt, doch von weit her, wie von einem anderen Ort, drängt sich eine Frage auf: „Sind alle Finger dran?" Trotzdem beginne ich nicht zu zählen, in mir ist ein großes Vertrauen, dass du vollkommen bist. Das alles ist nicht zu begreifen, ist ein Wunder!

Weich liegt dein kleiner Körper angeschmiegt an meinen, wie eine Liebkosung. Nun erblicke ich weiter unten einen winzigen Fuß, ebenfalls blau-rosa, noch in der Farbe der Zwischenwelt. Ich erinnere mich, wie du mir mit vier Monaten bei unserem einzigen Ultraschall auf dem Bildschirm deine Füßchen zeigtest, ich sah alle zehn Zehen und die beiden auf mich gerichteten Fußsohlen. Du hast meinen dich damals durchs Guckloch der Technik musternden Augen deine Füße entgegengestreckt, wie um mir zu sagen: „Hallo, da bin ich, alles ist in Ordnung."

Dennis, Sara und Amanda stehen um uns herum, ein „Jeh!" und „Oh!" und „Ah!", kommt aus ihren Mündern, ein vereintes Staunen. Fast wird es mir zu laut. Und nun sind auch noch

Schritte auf der Treppe zu hören. Wer kommt denn da, was für ein später Gast und steht jetzt in der Tür, etwas betreten, mit Sauerstoffapparat und anderem Gepäck? Es ist Peter, der Arzt, er hat die Geburt verpasst. Es ist mir gar nicht in den Sinn gekommen, je nach ihm zu fragen.

„Was ist es denn, ein Mädchen oder ein Junge?", unterbricht Peter nach einer Weile unser Staunen. Ich habe diese Frage ganz vergessen. In mir echot nur von fern die Frage nach, ob du gesund bist, aber ich spüre, es ist nur das Echo der Furcht, welche die statistischen Kurven mir Spätgebärender während der Schwangerschaft eingeflößt haben. Ich lasse es an mir vorbeiziehen, es erübrigt sich alsbald. Amanda streift das Tüchlein etwas zur Seite, schaut nach und verkündet: „Ein Junge!"

Ein Junge, sage ich ihr nach, wie um es mir einzuprägen. Ach so? Jetzt ist das also geklärt. Irgendwo habe ich es doch schon gewusst, oder nicht?

Alchemie

Du bist mir noch zu nah, mein Kleines, so plötzlich da, aus dem Innern meines Bauches angelangt in die Umarmung meiner Arme. Ich bin noch nicht ganz bei dir angekommen. Gleichzeitig bist du hier und noch fern. Alle Blicke sind auf uns gerichtet. „Ja", lache ich die anderen ein wenig verlegen an, „was sollen wir denn jetzt mit ihm machen?"

Du unbekanntes Bekanntes, ich brauche etwas Distanz zu dir. Verzeih, ich brauche Zeit, dich inmitten dieser Welt begrüßen zu können. Ich bin noch auf ein „Hallo!" alle zwei Zentimeter im Geburtskanal drin eingestellt. Wie du hier und jetzt und ganz da bist, ist noch zu viel für mich.

Da nehme ich dein Gewicht auf meinem Körper wahr, du gibst es an mich ab, ich spüre, du vertraust dem neuen Nährboden. So holst du mich zu dir, in deine Gegenwart. Von nun an bin ich ganz in deinem Bannkreis, bin mittendrin in einer neuen Sphäre.

Was außerhalb davon geschieht, nehme ich wie nebenbei zur Kenntnis, es hat für mich die Atmosphäre eines Alchemistenkabinetts. Im abgedunkelten Raum werden Schüsseln mit dampfendem Wasser gebracht, ein Licht wird gereicht, das in meine Vagina leuchtet, eine Stimme sagt: „Nicht die Spur von einem Riss." Klammern werden an die Nabelschnur geklippt und jemand fragt: „Dennis, möchtest du ihn abnabeln? Die Nabelschnur pulsiert nicht mehr." Jetzt ist aus „es" ein „er" geworden, denke ich. Gut, dass wir all die Worte schon bereit haben und sie nicht noch zu erfinden brauchen. Was für eine Einbildungskraft müsste uns sonst bei einer Geburt zur Verfügung stehen!

Die Schmerzen halten meinen Körper nicht mehr im grellen Jetzt, die Zange hat mich aus ihrem Griff entlassen. Was jetzt – es ist ein kleineres, milderes Jetzt – mit meinem Körper geschieht ist Nebensache. Ich spüre etwas in mir rutschen, es spannt den Damm nur wenig an. Die Plazenta wird geboren. Aha, die Nachgeburt, an sie habe ich nicht mehr gedacht. „It`s like his shadow", höre ich Sara sagen. „Wie sein Schatten", denke ich, „das macht irgendwie Sinn." Köpfe beugen sich darüber. „Das ist ja eine spezielle Plazenta", höre ich Peter sagen. „Da sind durch ein Häutchen getrennt zwei separate kleine Plazentas an die große angehängt." – „Es sieht aus wie ein runder Körper und darüber zwei kleine Köpfe, die sich aneinander lehnen", sagt Dennis. „Ist sie ganz?", frage ich zu meiner eigenen Überraschung. Anders als bei meinem Kind wage ich diese

Frage hier laut zu stellen. „Alles ist, wie es sein soll", antwortet Peter. „Kocht die Kräuter für das Geburtsbad", weist Amanda an. Mit warmem Wasser tupft sie mir den Scheidenausgang ab, während ich unten das Bad einlaufen höre.

Noch liegen unsere drei Köpfe in einem Bogen übereinander, dein kleiner zuunterst auf meinem Herzen, meiner darüber, zu deinem hingeschmiegt, und zuoberst der Kopf von Dennis, zu uns beiden hingebeugt, ich spüre sein Kinn in meinen Haaren. Er hält meine Arme, in denen du liegst, umarmt. Mein Blick fällt auf eine golden leuchtende Schale, in der ein Kerzenlicht flackert. „Das ist das Gold der Ankunft", erklingt es in mir. Der Ton umhüllt uns alle drei mit einem warmen Klang.

Geburtsbad

„Das Bad ist bereit", ruft Amanda, „kommt herunter." Aufstehen, frage ich mich, wie soll das denn vor sich gehen? Ewigkeiten scheinen vergangen, seit ich zum letzten Mal auf den Füßen stand. Ich versuche mich zu erheben und das Körpergebilde aus Dennis, mir und dem Kind in Gang zu setzen. Ja, wahrhaftig, meine Beinmuskeln reagieren auf die Signale und auch seine Beine rechts und links von meinen greifen die Botschaft auf und stemmen sich langsam hoch. Und so richtet sich die Gesamtarchitektur unserer drei Körper im Zeitlupentempo auf und steht im Raum. Es tut gut, Dennis weiterhin im Rücken zu spüren, wie eine zweite Haut. Er hält mit seinen Armen mich und das Kind, das ich zuinnerst wie einen Schatz in meinen Armen berge, umschlungen. Und nun setzt sich das ganze Gebilde nach vorne in Bewegung, Schritt für Schritt. Eng aneinander geschmiegt, durchmessen wir den Raum und steigen Stufe um Stufe das Treppenhaus hinunter. Wer gibt die Bewegungsimpulse? Ist es Dennis, bin ich es, sind es wir beide? Wie lange wird der Abstieg dauern? Es ist eine heilige Zeit, in der wir hinuntersteigen, aus dem Geburtsraum auf die Welt.

Wir kommen am Wandteppich aus der Wüste Marwar vorbei. Die Sonnenräder leuchten im Kerzenlicht golden auf, sie begrüßen uns auf dem Gang ins Geburtsbad. Ich werfe kurz einen Blick aus der breiten Fensterfront hinauf in den Nachthimmel: Tatsächlich, Sterne funkeln uns entgegen! Bei ihrem Anblick überkommt mich das Gefühl, der Sternenhimmel gehe in ein Weltall über, das in seinem Äußersten von einer unendlichen Membran gehalten wird.

Nun stehen wir vor der geöffneten Tür zum Bad. „Willkommen, willkommen!“ Wer heißt uns da willkommen? Es ist ein warmer Raum in mildem Licht, von Wasserdampf erfüllt. Ich rieche das Wasser wie zum ersten Mal, rieche die Kräuter, Kamille, Lavendel und Thymian. Dennis löst seine Brust von meinem Rücken. Wir zwei, du, mein Kind, und ich, steigen hinein, in unser erstes gemeinsames Bad. Du kehrst zurück ins Wasser, aus dem du gekommen bist. Es ist voll duftender Essenzen, uns zu ehren, uns zu loben, uns zu preisen. Ich halte dich im Wasser etwas fester, bin etwas ängstlich, du könntest mir aus den Händen gleiten. Jetzt erst sehe ich dich genauer an. Ich bewundere deine langen Beine, doch ich habe noch eine Scheu, sie zu berühren. Amanda legt wieder ein Tüchlein über deinen kleinen Körper, dort wo er aus dem Wasser ragt. Du wirkst etwas schiffbrüchig darunter, wie ein kleiner Gestrandeter. Dennis, Sara, Amanda und auch Peter stehen feierlich versammelt um uns herum. Noch nie war unser Badezimmer so mit Menschen angefüllt. Und nun geschieht im Schein meiner alten japanischen Papierlaterne, die ihr mildes Licht verströmt, die Anbetung des Kindes im Bade. Es ist für einen Moment ganz ruhig im Raum, es breitet sich eine Stille aus, die tiefer ist als Schweigen – Stille Nacht, heilige Nacht.

„Lasst mal sehen, ob er schon trinkt", durchbricht Amanda die Stille. Sie legt mir dein Mündchen an meine Brustwarze, doch du ergreifst sie nicht, du schläfst schon halb. Ich schaue dich ausgiebig an: Was für einen Frieden strömst du aus! Wie von einer anderen Welt.

Ein Frohlocken überkommt mich. Habe ich je so viel Energie in mir gespürt? Habe ich in meinem Leben je schon so viel Freude empfunden? Der Zuwachs an Kräften und Lust während der Geburt muss enorm gewesen sein. Das Wasser umspült weich meinen Körper, die Kräuter begrüßen mich mit ihrem Duft. Da bist du, Mirjam, aus den Geburtswehen entlassen, neugeboren auch du. Ich spüre, wie die Wasser des Werdens mich umspülen, es sind selige Gefilde, in denen ich mit meinem Kind liege.

Ansprache

Da beugt sich Peter über uns und nimmt dich mir weg. Er hält dich auf seinem Arm ins Wasser, du liegst zum ersten Mal auf dem Rücken, sogar deine Ohren sind unter Wasser getaucht, nur dein Gesicht schaut heraus. Sogleich beginnst du mit Armen und Beinen zu rudern. „Ganz richtig macht er das", meint Peter zufrieden und beobachtet weiter deine Reflexe. „Ist alles in Ordnung?", frage ich wie nebenbei. „Ja, sicher. Da, nimm ihn wieder zu dir."

Mein Staunen nimmt keine Ende. Wie lang doch deine Fingerchen sind! An wen erinnern sie mich? In meinem Gehirn bahnt sich der erste Vergleich an, über das Bild deiner Hand schiebt sich ein anderes: die Hand deines Vaters. Und sofort macht es klick: Ich sehe die Ähnlichkeit zwischen seinen langen Fingern und deinen, obwohl deine Händchen letztlich unvergleichbar sind. Doch etwas in mir hat das Bedürfnis, mich in all dem Neuen zu orientieren, dich Ungewohntes in Gewohntes einzubetten.

Was machst du denn da mit deinen Händchen? „Schaut her", rufe ich aufgeregt den anderen zu, „er gibt uns Zeichen." Du zeigst eine ausgeprägte Fingerstellung: Zeigefingerbeere auf Daumenbeere, darin ein Leerraum in einem Kreis. Die drei anderen Finger sind dabei so sehr ausgestreckt, dass sich das äußerste, winzige Fingerglied jeweils nach außen hin zurückbiegt.

Welch eine Geste! Was signalisierst du uns damit, woher kenne ich das? „Like a Mudra", sagt Sara fasziniert. Ja genau, wie ein Mudra sieht es aus, wie Buddhas Handstellung beim Meditieren. „Mein Kleines, woher kennst denn du das?" Da, wie als Antwort auf meine Frage, wechselst du die Fingerstellung zu einer nächsten. Auch sie ist so ausgeprägt, dass nicht der geringste Zweifel besteht, sie könnte Zufall sein. Was gibst du uns für Fingerzeichen, du kleiner Heiliger? Gerade erst geboren, und schon sprichst du zu uns in der Zeichensprache. Worüber?

Vielleicht, geht es mir durch den Sinn, haben frühere Kulturen diese Zeichen den Neugeborenen abgeschaut und sie später dazu genutzt, um mit einer anderen Welt zu kommunizieren. Du, mein Neugeborenes, bist ja auch von woanders her zu uns gekommen und hast die Zeichen vielleicht mitgebracht, wie ein Geschenk von dort. Oder erfindest du sie soeben?

Rätselhaft bleiben sie, diese Gesten, unwillkürlich geformt von deinen Händchen. Und dennoch verstehe ich sie, denn sie berühren mein Herz. Einige wiederholst du immer wieder. Sie stimmen mich feierlich, es ist deine erste Sprache, deine erste Ansprache an uns. Ich schaue dir zu und versuche dich zu begreifen.

Glück

Versunken in deine Zeichen, bemerke ich nicht, dass Sara, Amanda und Peter uns verlassen haben. Zum ersten Mal sind wir zu dritt in einem Raum. Dies ist ein besonderer Augenblick, fast fühle ich mich hilflos. Es rührt wieder an mein Bewusstsein, dass sich in deiner Geburt soeben etwas ereignet hat, was ich nicht fassen kann, was mein Denkvermögen, was mein Glücksvermögen übersteigt. Gibt es ein Gefäß in mir, das groß genug ist, dieses Glück zu fassen?

Dennis verschwindet kurz und kommt mit seiner Altflöte zurück. Er setzt sie an den Mund und lässt die peruanische Weise erklingen, die er dir schon vorspielte, als du noch im Mutterleib warst. Erinnerst du dich? Hör zu, dein Vater begrüßt dich! Er steht im Badezimmer und spielt für dich und mich und uns. Wir sind am allerersten Anfang, eine Familie zu werden. Dennis' Spiel rührt mich. Er scheut sich nicht, unser Glück in den Kräuterduft zu jubilieren. Ich sehe den Widerschein des Lichts auf dem dunkelroten Holz der Flöte. Ihr Ton klingt wie aus uralten Zeiten zu uns herüber. Mit ihm öffnet sich ein weites Tal auf einem Hochplateau, in das wir alle drei eingebettet sind. Es könnte in den Anden sein. Ich schaue auf dich. Du liegst auf meinem großen Mutterkörper, ein dunkelrotes Tuch bedeckt dich jetzt, du bei uns Angeschwemmtes.

„Was sollen wir ihm denn anziehen? Hast du an etwas Bestimmtes gedacht?", höre ich Amanda rufen. „Ja", hole ich mich mit einem Ruck aus den Anden zurück, „auf dem mittleren Regal liegt es parat." Sie wärmen dir deine allerersten Kleidchen an, deine erste von Menschenhand gemachte Haut. Jetzt hebt Amanda dich aus meiner Armbeuge heraus, aus deinem kleinen Wassernest, du mein Findling, und trägt dich von mir weg ins Nebenzimmer.

Plötzlich mir selber überlassen, schaue ich zu, wie mein Körper im Wasser schwimmt. Zum ersten Mal seit neun Monaten sind du und ich getrennt, nicht mehr Körper an Körper, sogar in verschiedenen Räumen. Ich stehe auf in der Badewanne, ein Drang treibt mich dir nach. Wie leicht ich bin. Mein Bauch fühlt sich ungewohnt erleichtert an. Dennis trocknet mich ab. Es tut gut, umsorgt zu werden. „Schau", sage ich übermütig, „mein Bauch ist nur noch ein leerer Sack." Ich ziehe ihn beim Einatmen ein und stülpe ihn beim Ausatmen wieder heraus. „Wie komisch das aussieht, so eine ausgeleerte Haut!" Wir lachen beide. „Achtung, es tropft aus deiner Scheide", sagt Dennis. Es sind die Lochien, der Wochenfluss, der Saft aus dem Mutterleib, aus der Plazentawunde.

Schnell steige ich in den roten Pyjama, ich muss dich unbedingt wiedersehen! Da liegst du auf dem Wickeltisch auf dem Prüfstand, ich beobachte, wie Peter seinen Finger in dein Mündchen schiebt und deinen Gaumen abtastet. „Alles ist gut", sagt Amanda zufrieden und zieht dich an. Sie legt dich ins bereitgestellte geflochtene Körbchen. Wie du aussiehst mit deinem roten Mützchen auf dem Kopf! Jetzt bist du gewickelt, gekleidet, in unserer Kultur angelangt. Du verbirgst dein Gesicht etwas, du schläfst schon halb. „Wo ist das Näslein?", fragt Peter besorgt und legt es frei. Wir horchen in die Stille. Du schnäufelst.

Feiern

„Lasst uns feiern, ich bin durstig. Ist der Champagner kaltgestellt?“, rufe ich übermütig. Wir decken den Tisch und – „Tischlein deck dich!“ – die Speisen erscheinen darauf. Ich habe einen Heißhunger nach Salami. Wir prosten uns zu: Auf die gute Geburt! Auf seine Ankunft! Wir gratulieren euch. Die Stimmen schwirren durcheinander, die Gläser klingen. „Ja wie heißt er denn?“ Wir sind uns noch nicht ganz sicher, vielleicht wird er Tim heißen. „Uns gefällt der Name“, hören wir aus dem Tischrund, „er klingt gut.“

Wir berichten uns gegenseitig aus dem Reich der Geburt, wir stehen noch ganz in ihrem Bann, wir sammeln unsere Eindrücke.

„Im Moment, wo das Köpfchen erschien, war ein unglaublicher Glanz darum herum, ein honigfarbenes Licht. Habt ihr das auch gesehen?“, fragt Sara. „Nein, darauf haben wir nicht geachtet; wie schön, dass du es wahrgenommen hast.“

„Wie war das eigentlich“, frage ich, „hat er wirklich schon einen kleinen Ton von sich gegeben, als sein Kopf schon draußen war und er mit dem Körper noch in mir steckte?“ – „Ja, das habe ich auch gehört“, meint Sara. „Es war wie ein kleiner Seufzer der Erleichterung: Ah, hier bin ich also!“

„Und wie komisch das war, als du dich am Ende zurückgelehnt hast und eine Pause einschalten wolltest!“, sagt Amanda. „Und wie gut haben wir das mit dem Atmen hingekriegt. Das war ja fast eine Hypnose.“ – „Und du, Peter, wie entgeistert hast du ausgesehen, als du mit deinen Koffern in der Tür standest und die Geburt schon vorbei war!“ – „Ja“, meint er etwas verlegen, „ich war sehr erstaunt. Auf der Rechnung werde ich das nur als nächtlichen Hausbesuch verbuchen.“

„Erinnert ihr euch an die Plazenta?“, fragt Sara. „Das war doch erstaunlich. Wie eine zweite Geburt. Was da herauskam, war fast so groß wie das Kind. Wie sein Schatten.“

„Was wollt ihr denn mit ihr machen? Wollt ihr sie im Garten einpflanzen? Oder wollt ihr sie braten und essen? Sie schmeckt ähnlich wie Leber“, meint Amanda belustigt. „Das haben wir uns noch nicht überlegt“, sage ich etwas überrascht. „Hat denn jemand Lust darauf?“ Keiner meldet sich. „Legen wir sie doch in den Kühlschrank“, bestimme ich, „so gewinnen wir Zeit.“ In Gedanken sehe ich vor mir, wie ich sie in die Erde einpflanze und Blumen aus ihr wachsen lasse.

„Das ist alles sehr direkt und unkompliziert gelaufen und hat mein Bild von einer Geburt völlig verändert“, sagt Dennis voller Freude. „Es war alles so rhythmisch, so organisch. Was für ein Glück! Und habt ihr seinen Blick gesehen? Das war unglaublich, wie er beide Augen weit geöffnet hatte und einfach schaute: Wo bin ich? Was in aller Welt geht denn da vor sich? Vollkommen geistesgegenwärtig!“

„Habt ihr gesehen, wie alt er zuerst aussah? Er hatte das Gesicht von einem uralten Männchen, es war überhaupt kein Baby-Gesicht“, erinnert sich Sara, noch immer ganz versunken. „Was war das für ein magischer Moment, wie Amanda ihn hochhob, um ihn auf deinen Bauch zu legen. Da, auf dem Weg zu dir, hat er zuerst mich angeschaut. Sein Blick ist mir geradezu in die Augen gesprungen. Dieser erste Blick! Und da habe ich gesehen, wie etwas durch sein Gesicht hindurchgehuscht ist, von uralt zu neugeboren, als müsste er erst in seinem Neugeborenen-Gesichtchen ankommen. Es war eine unglaubliche Verwandlung von sehr, sehr alt zu sehr, sehr jung.“

„So hat er also ganz zuerst in deine Augen geschaut und hat das Licht der Welt in deinen Augen erblickt?“, versuche ich mir klar zu werden. „Was für ein Geschenk, diesen Augenblick mit ihm zu teilen“, freut sich Sara. „Es war, als würde er ein uraltes Wissen mitbringen, als würden viele Gesichter in diesem Übergang von einer Welt zur anderen durch sein Gesicht hindurchfließen. Als müsste ein großes Vergessen stattfinden, bis er im Bewusstsein eines Babys ankommt. Und erst danach sah er wirklich neugeboren aus.“

„Ich möchte, dass du, Sara, seine Patin wirst und ihn auf seinem Weg beschützt“, drängt aus mir ein großer Wunsch, gepaart mit einer erstaunlichen Erinnerung. Ich erzähle sie der Tischrunde:

„Als ich noch nicht schwanger war, hatte ich einen merkwürdigen Traum. Es sprang mir darin ein Baumstamm entgegen, er kam schräg aus dem Dunkel auf mich zu. Ich konnte seine Wurzeln nicht erkennen. Im Licht erschien zuvorderst ein Gesicht anstelle der Baumkrone. Ich staunte über die Erscheinung. Sie war wie eine Sphinx aus Baumkörper und Menschenkopf. Und da erkannte ich Saras ausgeprägten Kopf. Ihre Augen schauten direkt in meine. Was für ein Rätsel wollte sie mir damit aufgeben? Schon damals hatte ich beim Erwachen das Gefühl, dass mir hier ein Eisprung verkündet wurde. Und genau so ist es eingetroffen. Dieses Ei wurde befruchtet und aus ihm ist unser Kind entstanden. Und nun ist es zuallererst mit seinem Blick in Saras Augen gesprungen.“

„Wie wunderbar“, ruft Sara aus. „Was für eine Präzision ist da am Werk! Natürlich werde ich seine Patin sein. Kommt, lasst uns darauf anstoßen!“ Der Champagner sprudelt in die Gläser. Bei jedem Erklingen des Kristalls schauen wir einander an, und die Freude springt von Augenpaar zu Augenpaar, die sich in diesem feierlichen Moment wie Zimbelschläge berühren.

Wir kosten das Gelingen aus. Ich sprühe vor Kraft, ich glühe vor Lust, sie ergreift meine Glieder, ich taumle, ich tanze um den Esstisch herum, quer durch den Raum, am Wandteppich aus dem „Reich des Todes“ vorbei, grüße kurz seine Sonnenräder. Ich könnte um den Häuserblock tanzen, quer durchs Viertel, die Geburt verkündend. Unsere Hochzeitsmusik „Call of the Beloved“ erklingt, die alte persische Melodie funkelt in meinem Blut, ich tanze wie ein Komet auf seiner Bahn durch die Milchstraße, ich verkünde unsere Ankunft in der Weite des Sternenhimmels und stampfe dabei mit wilder Freude meine Beine auf die Erde.

Willkommen!

Die erste Nacht

Amanda und Peter sind heimgekehrt, Sara ist spät am Abend abgereist. Stille durchwirkt das Haus. Wir liegen zu dritt im großen Bett, du in unserer Mitte, Dennis zu deiner Rechten, ich zu deiner Linken. Du bist so klein und zart. Alles ist neu, wir horchen ins Unbekannte. Selbst die Luft um dich ist wie neugeboren. Schnäufelst du noch? Wir wachen über deinen Atemzügen. Jeder ist federleicht und ein wenig anders. Manchmal wirst du so ruhig, dass wir nichts mehr hören. Lebst du noch? Wir halten unseren Atem an, bis wir deinen wieder wahrnehmen.

Ich meine, du müsstest trinken, und berühre mit meiner Brustwarze dein Mündchen. Du hältst es fest geschlossen, öffnest aber die Augen. Sie sind noch tief nach innen gekehrt und blicken nur ein wenig nach außen zu mir hin. Sie befinden sich in einer Zwischenwelt. Was ich in ihnen sehe, mutet mich uralt an. Ich fühle mich dir gegenüber jung und unerfahren. Ich stupse dich nochmals auffordernd mit meiner Brust an. Dein Mündchen bleibt ungerührt. „Warum trinkst du nicht?“ Deine Augen berühren meine ohne Vorwurf, mit großer Weisheit. Sie geben mir zu bedeuten: Du wirst es schon noch lernen. Ich spüre, du wirst mir den Weg dazu weisen und nachsichtig mit mir sein. Ja, ich verstehe, antworte ich dir. Ein noch kaum merkliches Lächeln leuchtet aus deinem Gesicht und spiegelt sich in meinem – du Sonne, ich Mond, auf einer gemeinsamen Bahn. Ich werde ruhig und zuversichtlich, erkenne die Grundmelodie, die uns beide trägt: einatmen – ausatmen – einatmen. Ich muss nicht wach bleiben und über dich wachen. Du wirst weiteratmen, auch wenn ich es nicht mehr höre. Voll Vertrauen schlafe ich neben dir ein.

Im Himalaya des Gebärens

In dieser ersten Nacht träume ich von Geburt. Merkwürdigerweise sind es zwei Geburten.

Zuerst befinden wir uns im Tibet, in einem frühen Jahrhundert. Du erscheinst mir als ein junger Mann, der aus dem Himalaya heraus geboren wird. Du bist menschenseelenallein in diesem mächtigen Gebirge. Doch eine Kraft im Rücken schiebt dich vorwärts, von weither in der Vergangenheit, und eine goldene Anziehung zieht dein Herz voran, weit in die Zukunft hinein, die Sonne vor dir auf ihrer klaren Bahn.

Ich erwarte dich, vor meiner Hütte sitzend. Ein weites Tal öffnet sich und gibt den Blick frei auf den Himalaya. Meine große Kinderschar ist um mich versammelt. Ich spüre dich kommen, aus weiter Ferne, wo das Sichtbare sich aus dem Unsichtbaren herausschält. Das Mondlicht in mir beginnt zu leuchten. Du, der sich hier aus dem Muttermund des Gebirges allmählich herauslöst, bist kein Fremder. Wie ich dich als kleine Menschensonnenlichtscheibe aufgehen sehe, nimmt das Mondlicht in mir zu. Du bewegst dich langsam, Zentimeter für Zentimeter, aus dem Gebirge heraus. Zielsicher steuerst du talabwärts, direkt auf meine offenen Arme zu.

Da stehst du vor mir. Du bist etwa achtzehn Jahre alt. Mein Herz erkennt deine mandelförmigen warmen Augen. Ohne zu fragen, wer du bist und woher du kommst, heiße ich dich im Schoß meiner Familie willkommen. Ich freue mich unbändig über deine Ankunft, ich tanze in meinem Innersten einen solchen Freudentanz, dass ich für einen Augenblick vergesse, dass du gerade erst angekommen bist.

Danach drifte ich im Traum über Zeiten hinweg wieder in dieses Jahrhundert zurück, in die Stadt, in mein Schlafzimmer unter dem Dach. Ich erträume halb wachend, halb schlafend die Geburt, wie wir sie gestern vollbracht haben, nochmals in einem neuen Licht. Sie vollzieht sich im Zeitraffertempo, in einer unglaublichen Verdichtung. Die Begegnung mit dir am Himalaya wirkt darin nach.

Ich gebäre und werde geboren. Ich stemme meine Arme mit aller Kraft gegen das Kopfteil des Bettes, damit das Tor oberhalb meines Kopfes sich auftut: „Auf, Himmelstor!“ Und es öffnet sich und weitet mich aus, in einem Kanal direkt durch die Mitte des Kopfes, durch die Mitte des Herzens, durch die Mitte des Muttermundes: „Auf, Erdtor!“ Der Geburtskanal ist geboren, vom Himmel zur Erde. Und du, mein Kind, bewegst dich darin zielsicher, auf einer uralten Bahn. Die Eiszapfen hängen klirrend vom Terrassendach des Schlafzimmers und weisen mir den Weg ins Innere einer Höhle: Stalaktiten, von oben herunterwachsend, Stalagmiten, von unten heraufwachsend, ich bin mitten im Himalaya des Gebärens, jenseits der Zeit, zugespitzt und kristallin in der Präsenz aller Kräfte.

„Auf!“, schreie ich, damit der ganze Geburtskanal sich weitet, ein Lichtkanal jetzt, von weit über mir, zur Öffnung in der Schädeldecke, zur Öffnung im Herzen, zur Öffnung im

Muttermund und tief in die Erde hinein. Und in diesem Lichtkanal liegst du, mein Kind, mitten in der unendlichen Bahn, und wirst geboren, zielstrebig, klar, es gibt nur diesen einen Weg für deine Seele, jetzt.

Die Wehen packen zu wie eine Zange. Dein Körper presst an meine Wirbel, weitet meine Knochen, weitet mein Fleisch, und ich spüre, wie du Millimeter für Millimeter hinuntersteigst, erdwärts, erdwärts, erdwärts. Es ist eine Wucht in dieser Kraft, die dich durchs Himalaya-Gebirge mitten ins Erdinnere stoßen könnte. Und es ist eine Zartheit in der Millimeter-Präzision, in der Langsamkeit des Vorankommens, in der Weichheit der Zeit, die dich auffängt. Instinktiv begreife ich, dass das Zusammenspiel der beiden Kräfte uns zusammen an den genau richtigen Ort in die genau richtige Zeit bringen wird. Entschlossen stößt du dich mit den Füßen ab und presst den Kopf gegen den Muttermund. „Mut, nur Mut!“, rufe ich dir zu. Du bist von der Fleischzange des Gebärens umklammert, worin es nur eines gibt: Überleben. Und gleichzeitig bist du im Lichtkanal der Ankunft, wo es nur eines gibt: Segnung. Diese beiden Kräfte werden dich begleiten, ihr ineinander verschlungener Rhythmus wird die Musik erzeugen, in der du erklingen wirst.

Und im Tempo eines Sonnenaufganges erscheint in der Höhle des Muttermundes ein allerkleinstes Stück einer Kopfrundung und schiebt sich Wehe für Wehe voran. Während ich die Presswehen aushalte, anhalte, aushalte, während ich mit den Schmerzen haushalte, ihre Härte mit den weichen Wehenpausen verbinde, spüre ich den Sonnenaufgang deines Kopfes tief drinnen im Fleischkanal, tief drinnen im innersten Lichtschacht zwischen Himmel und Erde. Und wie der Himmel weit, weit hinaufrückt, geschieht die Feineinstellung deiner Ankunft, die Sterne stehen still für einen Augenblick, die Schwerkraft zieht uns ganz in ihren Bann: Geburt geschieht.

Später, als du im geflochtenen Körbchen liegst, ein rotes Mützchen auf dem Kopf, sehe ich in deine mandelförmigen, warmen Augen. Es springt mir in diesem Schauen etwas ins Herz, was unnennbar ist – ein tiefes, wortloses Glück, ein tiefes Erkennen: ein Mysterium. „Sieht er nicht wie ein kleiner Tibeter aus?“, sage ich lachend, die Freude packt meine Glieder, ich beginne wieder zu tanzen, mit all meinen Sternen in all meinen Zellen, mit weit offenem Schoß, ein Geburtsfreudentanz, ein Gebärkrafttanz. Außer mir vor Lust und Kraft vergesse ich für Momente, dass du da bist und in deinem Körbchen liegst.

In der Stille des Stillens

Ich erwache und erkenne das vertraute Schlafzimmer wieder. Du liegst neben mir im Dämmerlicht und blickst mich an. Ich schaue in deine mandelförmigen, warmen Augen. Sofort erinnere ich mich an die Träume. „Wer bist du?“, frage ich. „Wer bist du?“, echot es von dir zurück. Wir schauen uns an, unverwandt-verwandt, bis dein kleiner Mund sich zu bewegen beginnt und mir signalisiert: Ich will trinken.

Ich halte dir die Brust hin und dein feuchtes Mündchen trifft im Halbdunkel ohne die geringste Verfehlung auf die Warze. Wie gut passen wir ineinander! Ich lasse meine Augen auf dir ruhen. Du strahlst ein zartes Licht aus, eine feine Wärme, einen Duft, eine reinigende Stille. Ich atme sie ein, ein großer Frieden erfüllt mich. Ich stille und werde mit Stille gestillt. Ich lasse mich auf unser Glück ganz ein. Ich spüre eine zweite Haut um uns beide, eine Liebeshaut.

Wie ich die Augen schließe, sehe ich dort, wo sich dein Mündchen und meine Brustwarze begegnen, einen hellen Lichtpunkt vor mir. Es ist der Mittelpunkt einer liegenden Acht. Die eine Schlaufe umkreist meine Brust, die andere dein Köpfchen. Beide Kreise sind gleich groß und ergeben eine perfekte geometrische Harmonie. Es fließt mir ein tiefes Wissen zu, während du und ich in der Achterschlaufe von Nähren und Genährtwerden liegen. Wir sind in einer unendlichen Bewegung von Geben und Nehmen aufgehoben. In ihrer Mitte ist ein Ort, wo wir Milch und Licht austauschen.

Die Gondel am silbernen Drahtseil

Ich denke oft an die Geburt. Hat sie etwas mit dem Sterben gemeinsam? Ist die in sich kreisende Acht auch eine von Binden und Lösen, von Geborenwerden und Sterben?

In der folgenden Nacht träume ich von einer anderen Art von Geburt: nicht zur Erde hinunter, sondern zum Himmel hinauf.

Ich befinde mich in einer schneebedeckten Winterlandschaft in der Luft, allein in einer offenen Gondel, und treibe im Sonnenlicht aufwärts, im reinigenden Weiß des Schnees, die Erdentäler verlassend, schwebend, schwerelos. Ich gleite einen Berggrat entlang, himmelwärts.

Plötzlich wird das Schneegebiet zu einer Landschaft in meinem Körper. Ich treibe in mir selber das Rückgrat hoch, schwebe, verlasse die Anziehungskraft der Erde, ich gleite im Innersten eines Stroms hinauf, weiter und weiter, die irdischen Gefilde hinter mir lassend, im weißen Licht zu einem Tor hinauf und darüber hinaus in eine unbekannte Höhe. Ich höre sogar das Geräusch vom Ziehen des Drahtseils, das in der Sonne silbern glänzt. Die ganze Szene hat etwas Heiteres. Durch das Schneelicht, das Skigebiet, die Gondelbahn kommt eine Art Urlaubsstimmung auf.

So ist das Sterben, erahne ich im Erwachen. Es ist die Gegenbewegung zur erdenden Kraft des Gebärens. Erst vor einem Tag habe ich die Schwerkraft erfahren wie noch nie in meinem Leben. Ich stieg, zusammen mit meinem Kind, das Rückgrat entlang hinunter, erdwärts. Ich spürte in mir die ungeheure Anziehungskraft der Erde, trieb selber im Wehenkanal hinunter, um zu gebären und wurde dabei mitgeboren. Jetzt, im Traum, am silbernen Drahtseil in die Höhe gezogen, erlebe ich die unwiderstehliche Anziehungskraft, die unausweichliche Ziehkraft nach oben, weiter und weiter hinauf.

Der Traum ist von dem Gefühl begleitet, dass ich das Sterben schon kenne und es mich auf das Gebären vorbereitet hat. Ich spüre, wie die beiden zusammenklingen – beim Gebären stand mir das Sterben bei, beim Sterben wird mich die Erfahrung unterstützen, geboren worden zu sein. So ermutigt mich die Geburt für mein zukünftiges Sterben und ruft mir zu: Gut gemacht! Du hast dich dem Fluss des Gebärens hingegeben, du brauchst auch das Sterben nicht zu fürchten. Schau sie dir an, die Seilschaft, wie schwebend, wie leicht und heiter sie sein kann!

Ich erkenne, dass ich vor dem Tod wirklich keine Angst haben muss. Selbst wenn wie beim Gebären in den äußeren Schichten große Schmerzen herrschen werden, wird zuinnerst im Wehenkanal des Sterbens eine Leichtigkeit und Heiterkeit sein.

Metamorphosen im Winter

Lange haben wir uns im Mutterleib ineinander geträumt. Jetzt leben wir uns in unserer Liebeshaut aufeinander zu. Du strömst eine Reinheit aus wie frisch gefallener Schnee. Wie kann ich ihr entsprechen? Du lebst mir ein einfaches Dasein vor. Wie kann ich mich darauf einstellen?

Es gibt vieles zu tun, der Alltag hat begonnen. Das Rad von Planen und Erledigen ist wieder angekurbelt und läuft oft schneller, als es unsere Rhythmen erfordern. Ich bin dann mit einem Überschuss an Geschäftigkeit unterwegs. Einerseits überdrehe ich darin, andererseits spüre ich schon bald eine schleppende Müdigkeit, denn auch in der Nacht willst du öfters gestillt werden.

Beim Stillen fällt es mir in diesem Zustand schwer, das Tun im Kopf abzustellen und ins Sein mit dir zu kommen. Die Gedanken sausen weiter in mir herum und lassen sich kaum besänftigen. Du holst mich zwar mit deinem intensiven Blick in unseren Kontakt hinein, aber ich agiere im Gehirn auf der anderen Ebene weiter, wasche Wäsche, bereite Essen vor, schaufle Schnee. Gedanklich eingespannt in solche Alltagsketten, bleibt mein Körper auch im Ruhen angespannt. Wir werden beide dabei unruhig.

Ich muss lernen mich zu trauen, nur das Notwendige zu tun. Dies wendet die Not, zu viel machen zu wollen. Es braucht Disziplin dazu, alles weniger werden zu lassen, vieles liegen zu lassen, was ich noch machen möchte, und mich auf ein einfaches Dasein zu beschränken. Dann finden wir in unseren gemeinsamen Rhythmus zurück, denn du gibst klare Signale. Ich brauche nur auf sie zu hören und darf sie nicht mit meinem inneren Lärm übertönen.

Wenn mir das gelingt, erwache ich in *eine* Wirklichkeit hinein. Ich bin dann mittendrin in dem, was ich tue: mittendrin im Wasser-Kochen, Abfallsack-Zusammenbinden oder Reis-Waschen. Auch mittendrin bei dir: Windeln wechseln, dich anziehen, mit dir spielen. Alle Handlungen werden gleichwertig. Ich will nicht mehr woanders sein, als ich schon bin. Das erfüllt mich mit einer präzisen Ausrichtung.

So erziehst du mich dazu, in klaren Wirklichkeiten zu leben, und das heißt: jeweils nur in einer! Etwas mehr oder weniger Schlaf macht dann nicht so viel aus. Ich erhole mich in den Ruhepausen und fülle mich mit Zufriedenheit an. Das Zuhausebleiben, das Umsorgen, der Friede in unseren vier Wänden wirkt wie Balsam auf mich ein. Die inneren Kanäle öffnen sich.

Du liegst nun oft tagsüber zum kurzen Schlaf auf einem Schaffell unter dem Winterjasmin, der ausgeschlagen hat und blüht und seinen Duft verströmt, ganz unerwartet. Zum Überwintern stand der Strauch im Keller, und auf einmal war das Gewölbe mit seinem süßen Duft erfüllt. Dennis holte ihn herauf, nun steht er vor dem Wandbehang mit den Sonnenrädern. Es schien mir ganz natürlich, dich darunter zu betten. Ich kann mich nicht satt sehen, wie du unter den weißen Blüten liegst, eingemummelt in einen dunkelrot-orangenen, mit hellen Punkten gemusterten Schal. Darin siehst du aus wie ein verpuppter Schmetterlingskörper mit einem immer wieder uralt erscheinenden Menschenköpfchen.

Ich frage mich, was der Jasmin mit uns beiden zu tun hat. Obwohl ich es nicht weiß, kommt es mir so vor, als wäre er zur Feier unserer Zusammenkunft erblüht. Plötzlich empfinde ich, dass unser Leben, wenn es die ihm eigene Bestimmung gefunden hat, sich von tief innen her anbahnt. Wie ein Hauch erscheint mir diese Einsicht inmitten all der dickflüssigeren Schichten meines Denkens, worin Terminpläne, Einkaufslisten und Alltagsstrukturen dominieren. Ich muss mir Mühe geben, auf diese Hauchstimme zu hören und sie aufzuschreiben, um ihr Gewicht zu geben. Wenn ich dies tue, wird die Alltagsoberfläche mit einem tiefen Ton verbunden.

Ich staune immer aufs Neue, wie gut wir ineinander passen. Heute Abend nehme ich dich wieder zu mir ins Bett, um dich zu stillen, und mit einer blinden Sicherheit findest du im Halbdunkel die Brustwarze. Dein Köpfchen bewegt sich beim Saugen leicht vor und zurück, deine Stirn weitet sich, es wird ganz still. Die Wärme unserer Körper vermischt sich miteinander, unsere Atemrhythmen wiegen uns sanft gegeneinander, zueinander, ineinander. Ich kann dabei meinen Geist ganz entleeren, spüre das feine Ziehen an der Brust und gebe mich der Wonne hin.

Wie du gestillt bist, lege ich dich zurück in die Wiege. Und wie du schläfst, lieben wir uns wieder, Dennis und ich, zum ersten Mal seit der Geburt. Wie gut passen auch unsere Körper ineinander, unsere Lufträume liebkosen sich. Ich berge mich in unserem Geruch, ich bade in unseren Glück verströmenden Gesichtern.

Aus der Wiege höre ich dein befriedigtes Schnäuflein und sehe deine kleinen Hände links und rechts von deinem Kopf entspannt daliegen. Es überkommt mich eine Glückseligkeit: Wir drei gehören zusammen. Wir sind in einem weiten Tal angekommen, voll blühender Wiesen, wo unsere Seele wachsen kann.

Du bist unsere Kostbarkeit. Tagsüber tragen wir dich herum, ab und zu schaust du uns an, voller Schalk, als wolltest du uns kundtun: Wie sehr bemüht ihr euch um mich! Ist es nicht lustig, wie ihr mich verehrt, indem ihr mich wiegt und badet und säugt und reinigt und wickelt? So viele Handgriffe müsst ihr für mich erledigen! Wie komisch, dass die Liebesbande gerade auf diese Weise um uns geschlungen werden, um mich, euer Kind, und um euch, meine Eltern!

Das Unglück

Am Samstag um Viertel nach fünf ereignet sich das Unglück. Ich halte dich auf meinem Schoß, den linken Arm um dich gelegt, in der rechten Hand eine Tasse Tee und schaue auf Amos, den Hund, der sich gerade daranmacht, dein linkes Beinchen zu lecken, als du mit dem rechten Ärmchen blitzschnell nach unten schlägst, die Untertasse erwischt, die ins Wanken kommt, sodass die Tasse umkippt und der Tee dir über die Innenseite des linken Unterschenkels läuft. Sogleich beginnst du schrill zu schreien und deinen ganzen Körper dabei zu versteifen. Ich begreife zuerst nicht, was passiert ist, da eilt Liv, meine Kollegin, herbei und ruft: „Schnell, er muss sich verbrüht haben, der Tee war siedend heiß. Wir müssen ihn unters kalte Wasser halten!“ Sie entblößt das Beinchen und hält es unter den Wasserstrahl. „Es hat ihn arg erwischt“, sagt sie. Jetzt sehe ich im Dunkel des Badezimmers, dass an zwei Stellen ein weißlicher Hautfetzen hängt. Du schreist, schreist außer dir und strampelst mit dem verletzten Beinchen, dass es mir das Herz umdreht.

Die Fahrt zur Notfallstation ist beinahe unerträglich. Du schreist in meinen Armen, ich versuche verzweifelt, das strampelnde Beinchen festzuhalten. Die Wunde ist allem Dreck der Welt ausgesetzt. Wenn wir nur schon dort wären! Ich habe das Gefühl, das Auto krieche durch die Straßen. Dein Gesicht ist im Schmerz verzerrt, deine Augen sind nach oben gedreht. Ich singe dir das Lied, das ich dir seit der Geburt zusinge, wenn es dir schlecht geht, ich singe es eindringlich, Ton für Ton, um deine Seele durch den Schmerz hindurch zu erreichen. Es beruhigt dich für Augenblicke, du lässt vom Schreien ab und schaust mich mit erschöpften Augen an. Du realisierst, dass ich da bin, du erkennst mich noch, doch zwischen uns liegt wie ein Nebel etwas, das du nicht verstehst. Es ist keinerlei Vorwurf in deinem Blick, kein „Was hast du mir angetan?", nur eine weiße Ohnmacht gegenüber diesem Schmerz. Dein Beinchen brennt, als würde es im Feuer stecken, du kannst nicht verstehen, was so plötzlich in unsere friedliche Welt eingebrochen ist. Für das Unglück hast du noch kein Wort, aber du spürst, dass es dich getroffen hat. Es tut wahnsinnig weh, es braucht deine äußerste Kraft, um das auszuhalten.

So unversehrt, so ganz und heil und heilig bist du aus meinem Körper herausgekommen, ein Wunder, gleichsam der Inbegriff von Vollkommenheit, und nun habe ich dich so schwer verletzt. Wie achtsam war ich Tag für Tag, dass dir nichts zustoßen kann, wie oft hielt ich in der Nacht den Atem an, um dein Schnäuflein zu hören und mich dann beruhigt umzudrehen und wieder einzuschlafen. Wie warst du im Kleinen behütet, gepflegt, geherzt, liebkost. Die feinste Salbe kam auf deine gerötete Haut, das weichste Tüchlein, um dich nach dem Bade abzutrocknen, die zarteste Wolldecke legte ich am Tag auf deinen schlafenden Körper und in der Nacht eine Bettdecke voller Seide.

Und jetzt hab ich dich verbrüht. Ich? „Das Schicksal ist aus meiner Hand gerutscht“, klingt kurz ein Satz aus dem indischen Schöpfungsepos Mahabarata in mir an, der sich mir einst bei einer Aufführung einprägte. Ausgerechnet bei Liv ist mir das passiert, die sich ab und zu stolz Hexe nennt und an einem Artikel über Gifte schreibt. Sie hat mir in der Spätschwangerschaft vom früheren Recht der Frau erzählt, ein Neugeborenes entweder aufzuziehen oder zu töten, sie hat von Nisa erzählt, einer Afrikanerin, die zum Gebären allein in den Busch ging und einen Stock mitnahm. „Weißt du wozu?“, hat sie mich provozierend gefragt. „Um das Kind zu töten, falls sie es nicht haben will. Und niemand hätte etwas gesagt, wenn sie ohne Kind zurückgekommen wäre.“

„Meinst du nicht, ich soll ihm noch eine trockene Hose anziehen? Er könnte sich erkälten?“, fragte ich Liv, bevor wir zur Klinik fuhren. „Darauf kommt es jetzt nicht mehr an“, meinte sie. Seit der Geburt war ich so sehr gewohnt, dich im Kleinen zu behüten, dass ich nun gar nicht erfassen kann, wie groß deine Not ist. Die Hand, die umsorgt, und die Hand, die verbrüht – es sind wie zwei getrennte Welten.

„Kann er sterben?“, frage ich Liv im Auto. „Nein“, meint sie, „gefährlich wäre es nur, wenn er keine Luft mehr kriegen würde.“ Doch du, mein Kleines, schreist dir den Atem aus dem Leib. Ich frage mich kurz, ob dein Herz vor Erschöpfung plötzlich stillstehen könnte, aber sogleich lasse ich diesen Gedanken wieder los, denn etwas in mir weiß, dass du stark bist.

Unfallstation, wir parken. Ich habe dich in ein malvenfarbenes Badetuch gewickelt und trage dich hinein. Du bist außer dir. Krankenschwestern und die Notfallärztin versammeln sich um uns. „Wie ist denn das passiert?“, fragt sie. „Eine Tasse Tee und ein Hund", sage ich einsilbig, ich spüre den Vorwurf in ihrer Stimme. Mir wird ein gelbes Formular zum Ausfüllen gereicht. Ich kann mich kaum darauf konzentrieren. Ich sehe, wie Liv und eine Krankenschwester dein Beinchen nochmals unters kalte Wasser halten.

Du wehrst dich mit aller Kraft dagegen, dass man dir das Bein mit Gewalt festhält. Mit so viel Lust und Stolz hast du immer wieder geübt, dich mit den Fußsohlen abzustoßen, während ich dich aufrecht hielt, hast die Beine gegen meinen Körper gestemmt und dabei jubiliert. Jetzt stemmst du dich aus größter Not dagegen. Dein Gesicht ist uralt vor Schmerz und Wut. Ich halte es nicht mehr aus, eile auf dich zu und singe dir nochmals unser Lied. Für einen Augenblick begegnen sich unsere Augen. Da erblicke ich in deinen ein aufblitzendes Lachen. Es ist dasselbe Lachen, in welchem wir uns jeweils zusammen gespiegelt haben, wenn du dich aus Lust mit den Beinen abgestoßen hast. Durch den Schleier von Schmerz wird es in deinen Augen sichtbar, ein sekundenschneller, fast etwas scheuer Versuch, unsere gemeinsame Beziehung wiederherzustellen, ein kurzes, fast freudiges Wiedererkennen, ein Augenblick jenseits vom Wahnsinn des Schmerzes. Wie ist dir das möglich?

„Machen wir schnell", sage ich zur Ärztin, „dann ist es vorüber. Wir können nachher reden." Ich bin bereit zur Einwilligung in die Narkose. Ich unterschreibe, doch meine Schriftzüge erscheinen mir fremd. „Welches Risiko ist damit verbunden?", frage ich nach. „Kann mein Kind dadurch verdummen?" Der Anästhesist beschwichtigt mich: „Wir machen diese Narkose schon mit Frühgeburten." – „Sie ist nötig", bestätigt die Ärztin, „sonst ist es eine Quälerei und der Schmerz gar nicht auszuhalten. Ich muss die verbrannte Haut ablösen, damit sich keine Infektion bilden kann. Den ganzen inneren Unterschenkel entlang bis über die Knöchel.“ Es gibt mir einen Stich ins Herz. Die Krankenschwester versucht mich zu trösten: „Alles im Leben ist ein Risiko. Auch wenn Sie sich in ein Auto setzen, wissen Sie nicht, ob Sie am Ende heil ankommen werden.“

Liv verabschiedet sich, sie fährt zurück, um Dennis zu benachrichtigen. Ich werde grün eingekleidet, sogar die Haare kommen unter eine hellgrüne Haube, Nase und Mund unter eine hellgrüne Binde. Schau in meine Augen, mein Kind, ich bin deine Mutter, ich bin bei dir! So trage ich dich in den Operationssaal. Auch dieser ist in grünes Licht eingetaucht, viele grün vermummte Gestalten versammeln sich um eine bereitstehende Liege. Ich sehe nur Augen, die blicken, ohne einen Ausdruck in ihnen zu erkennen. Anonyme Wesen. Es ist wie das Abtauchen in eine andere Welt, eine Geisterwelt, eine Unterwasserwelt. Ich trage dich, deine Brust an meine gelehnt, wie im Traum in diesen Raum hinein.

Ich muss mich hinsetzen, mit dir auf dem Arm. „Am besten nehmen wir die Vene an der Schläfe“, sagt der Anästhesist, „Babys haben zu viel Fett an den Händen, man findet sie dort schwer.“ Ich sehe auf das bläuliche, zart glimmende Adernetz an deiner Schläfe, es ist so fein, so vollkommen, so unschuldig, so unversehrt. „ Nein“, sage ich, „das will ich nicht. Bitte versuchen Sie zuerst die Ader an der Hand zu finden.“ Man greift nach deiner kleinen weißen Hand, ich schaue weg. Ich singe dir eindringlich unsere Melodie zu, ich möchte dich spüren lassen, dass ich da bin, ich singe Ton für Ton an deinen kleinen Kopf. Jetzt schreist du auf, wohl vom Stich. „Geben wir ihm fürs Erste so und so viel.“ Ich höre eine Zahl und schaue wieder auf deine Hand. Sie ist angestochen worden, ein kleiner Schlauch hängt daran, etwas wird dir mit einer Spritze eingeflößt. Gift,

Schlafgift. Ich habe keine Kontrolle mehr darüber, man nimmt dich mir aus den Armen. „Sie können jetzt gehen." – „Ich würde aber gern bleiben." Es gelingt mir nicht, mich zu rühren, mich von meinem Kind wegzubewegen. Das Muttertier in mir will über dich wachen. „Bitte gehen Sie jetzt. Das sind die Klinikvorschriften", sagt eine Stimme eindringlich. Ich gebe mir einen Ruck, erhebe mich, mache ein paar Schritte, drehe mich nochmals um und sehe gerade noch, wie du auf den Rücken gelegt wirst und dein Köpfchen nach hinten auf die Liege sinkt. Ein schöner Kopf, fährt es mir durch den Sinn, ein ausgeprägter Kopf, der Kopf einer kleinen Persönlichkeit. Er hat in diesem Augenblick nichts mehr von einem Baby.

Noch nie habe ich dich aus so großer Distanz gesehen, noch nie waren wir so weit voneinander entfernt, du in den künstlichen Schlaf versetzt, narkotisiert, abgetaucht in eine Unterwelt. Blitzartig kommt mir Dennis' Traum in den Sinn, wo du im Bad ertrunken bist. Dies also ist das Ertrinken, das Abtauchen in eine andere Welt. Dennis war damals erschüttert. „Nein", habe ich ihm seine Angst ausgeredet, „das kann nie und nimmer passieren. Es ist unmöglich, dass er im Bad ertrinkt, es ist ja immer jemand bei ihm, er kann sich höchstens verschlucken." Jetzt, in dieser Totenstille beim Verlassen des Operationssaales, im kurzen Umdrehen und Überblicken dieser stummen Szene beginne ich den Traum zu verstehen.

Benommen stehe ich wieder im Tageslicht. Wie unwirklich ist die Helle hier, wie unwohnlich dieser Vorraum. Ich suche das Wartezimmer auf, setze mich dort in die Mitte, auf einen kleinen Kinderstuhl. Es gibt nur eins für mich: die Augen schließen, bei dir sein. Die Sekretärin kommt: „Bitte füllen Sie diese Formulare aus." – „Ich muss mich jetzt konzentrieren", sage ich. „Konzentrieren?" Ihre Hand mit den Papieren, die sie mir überreichen will, hängt förmlich in der Luft. „Bitte", sage ich bestimmt, „ich muss jetzt allein sein, ich möchte mit meinem Kind innerlich Kontakt aufnehmen". – „Ach so", meint sie verständnisvoll und verlässt fast fluchtartig den Raum. Ich stehe nochmals auf und schließe die Tür hinter ihr. Zurück auf dem Stühlchen, höre ich ein verzweifeltes Schreien, ein Schmerzensschreien wie vorher.

Bist du das? frage ich mich entsetzt. Du bist doch narkotisiert. Vielleicht ist es nur ein Reflex, beruhige ich mich und schließe die Augen. Es ist wieder still geworden, ich gehe in mir zu dir, mein Kind. Mein Atem geht tief, fällt über die Schultern den Rücken hinunter, das Herz füllt sich mit Wärme. Ich empfinde dich bei mir, in einem gemeinsamen Herzraum, der sich mit frühlingsgrünen Kastanienblättern und mit weißrosa Blütendolden anfüllt, die himmelwärts streben.

Da erscheint die Ärztin im Raum. „Es ist vorbei, Ihr Kind wird bald herauskommen." Sie ist noch immer vermummt, ich sehe ihre violettblau gefärbten Wimpern, sie versuchen mir Beschwichtigung zuzufächeln. „Gehen Sie jetzt gleich mit ihm ins obere Stockwerk und warten Sie bei ihm, bis er aus der Narkose erwacht. Dann kommen Sie täglich zum Wechseln des Verbandes auf die Station für brandverletzte Kinder." – „War das mein Kind, das so geschrien hat? Es war doch unter Narkose." – „Die erste Dosis war etwas zu schwach, wir mussten ihm noch ein wenig mehr geben", antwortet sie nüchtern. So hast du also aushalten müssen, wie man dir die Haut abzieht! Es tut mir unfassbar weh.

Doch sogleich wird diese Empfindung an den Rand geschwemmt, der Fluss des Geschehens reißt mich fort. Dennis kommt durch die Glastür. Er macht einen gefassten Eindruck. „Wo ist Tim?", fragt er sogleich. In diesem Moment wird eine Bahre aus dem Operationssaal geschoben. Unter einem weißen Bettlaken liegst du auf dem Bauch, ich sehe nur deinen Kopf. Du schläfst nicht ruhig, wie du sonst zu schlafen pflegst, du bewegst dich rastlos, als müsstest du dich furchtbar anstrengen, dich aus einem Tunnel winden, ohne vom Fleck zu kommen. Dabei röhrst du dumpf, ein fremder, abnormaler Laut. Mein Kind, wo bist du? schreit es in mir. Was haben sie mit dir gemacht? Komm zu dir. Komm zu uns! „Das ist wie ein Albtraum, in den ihn das Mittel versetzt hat", erklärt der Anästhesist, der die Bahre in den Lift schiebt. Ich möchte dich erreichen, dich spüren lassen, dass wir da sind, ich singe dir wieder unser Lied. „Singen sie nicht", sagt der Arzt, „er braucht die Stille." Ich singe trotzdem leise weiter, ich muss irgendwie einen Kontakt zu dir herstellen. Kaum kann ich die Situation ertragen. Im dumpfen Rausch bist du eingeschlossen in einer bleiernen Röhre. Deine rastlosen Bewegungen an Ort und Stelle zeugen davon, dass du unbedingt hindurchkommen willst.

Wir sind in einem schmalen Zimmer gelandet, der Arzt drückt mir einen gelben Zettel in die Hand, „Anweisungen für aus der Narkose erwachende Patienten", und will gehen. „Bitte schreiben Sie mir das Narkosemittel auf den Zettel, das Sie ihm gegeben haben." Er kommt meiner Bitte nach. „Können Sie jetzt schon sicher sagen, dass er dadurch keinen Schaden genommen hat?", frage ich eindringlich. „Wir haben ihn die ganze Zeit überwacht, er hat während der ganzen Operation immer 100 % Sauerstoff gehabt. Er wird in keiner Weise eingeschränkt sein." Mit diesen Worten verlässt er uns.

Jetzt sind wir zum ersten Mal seit diesem Unfall allein mit dir. Wir setzen uns und legen die Hände auf deinen kleinen Körper. Du, unser Liebes, bist jetzt ruhig geworden. Langsam wirst du bei uns ankommen. Du atmest unter unseren wärmenden Händen auf und eine feine, erlösende Erschütterung steigt deine Wirbelsäule hoch. Unsere vier Hände auf deinem Körper und die uns einhüllende Stille sind wie ein Gebet.

Sowie du aus der Narkose erwacht bist, schieben wir dich auf der Liege in den Lift zurück und fahren zum Eingang hinunter. Dort beginnst du so jämmerlich zu schreien, dass dir die Schwester ein Zäpfchen verabreicht, das erste in deinem Leben, das zweite Gift nach der Narkose. Es macht dich müde und schlapp. Während der Taxifahrt zurück nach Hause hält Dennis dich in seinen Armen, ich erhasche deinen völlig erschöpften, abgestumpften Blick.

Später sitzen wir im Wohnzimmer. Du bist noch immer in das weiße Kliniklaken eingehüllt und schläfst auf dem Arm von Dennis. Wir schauen beide in dein Gesicht, es ist warm im Schlaf, rosig und breit. Dennoch bangen wir um dich. Wir behüten dich mit unserem Dasein, bis du aufwachst. Du weinst sogleich. Ob du Durst hast? Wir geben dir einen Fencheltee, Dennis hält dich noch immer in seinem Arm, ich halte dir dein Fläschchen hin. Gierig trinkst du. Auch deine Augen sind ganz rund vor Durst. Sie schauen ohne Vorwurf. Du lächelst nicht.

Ich merke, wie die Schuld mich wieder anschleicht, sie streicht von hinten über den Nacken, über die Schultern den Rücken hinunter. „Bleib weg“, beschwöre ich sie und schüttle die Achseln frei, „häng mir nicht an mit deinem Schatten!“ Sie will mich ins Vergangene aufsaugen, sie nimmt mir die Gegenwart, die ich jetzt brauche. Denn du, mein Kleines, lebst ganz im Hier und Jetzt, du bürdest mir keine Schuld auf. Würde ich trotzdem in deinen Augen nach einem Vorwurf suchen, so würde sich dadurch etwas Hinterhältiges in unser Zusammensein einschleichen. Selbstzweifel würden dir im Hinterhalt auflauern, die bange Frage, ob etwas zwischen uns zerstört worden ist.

Wir sitzen lange auf dem Sofa zusammen. Du bist auf dem Arm von Dennis wieder eingeschlafen. Bald wirst du erwachen, und wir werden dich aus dem weißen Tuch herauswickeln. Was soll ich dir denn anziehen? Ich schneide an deinem blauen Pyjama das linke Stoffbein ab, dein Verband wird zu dick dafür sein. Ich bereite Fencheltee für die Nacht vor. Im Schlafzimmer richte ich ein Familienbett her. Du sollst heute Nacht bei uns liegen, eingehüllt in unsere Körperwärme, geborgen in einer weichen, liebkosenden Luft.

Ich dimme das Licht, sodass es zart auf uns liegt, nehme dich zu mir, bette deinen Kopf in meinen Arm und decke uns zu. Du schläfst, und ich betrachte dich. Du bist bis ins Mark erschöpft. Deine Kräfte sind in deinem Innersten in einem unsichtbaren Kern versammelt. Wie klein erscheinst du mir. Nach der gelungenen Geburt bist du heute aus einem zweiten Tunnel herausgekrochen, diesmal mit panischer Angst. Ich lege meine Hand auf dein krankes Bein. Ab und zu schreckst du im Schlaf zusammen.

Mitten in der Nacht überkommt dich wieder die Panik. Du liegst wohl wieder auf dem Operationstisch, dem Schrecken und dem Schmerz ausgeliefert, und schreist herzzerreißend und völlig hilflos. Du verweigerst die Brust, du verweigerst das Fläschchen mit Tee. Dennis steht auf und dreht das rote Licht der Wärmelampe an. Er nimmt dich auf und trägt dich umher. An seinem ruhigen, warmen Körper, eingewiegt in sein Gehen und Singen, beruhigst du dich endlich.

Ich spüre aufs Neue, wie wir drei von weither zusammengehören. Kein Vorwurf ist zwischen uns gefallen, wir bürden uns keine Schuld auf, wir wenden den Schrecken ab, wir wenden das Unglück.

Gegen Morgen schreist du wieder plötzlich auf. Die Augen sind fest zusammengepresst, das Unglück kommt von tief innen. Die nackte Angst hält dich im Griff, der böse Alb von gestern Abend. Ich bette dich um in den anderen Arm und gebe dir die Brust. Ohne die Augen zu öffnen nimmst du sie diesmal an. Du findest sie blind, du kriechst in ihren Schutz. Jetzt beruhigst du dich, ein Aufatmen zittert deinen Rücken hoch. Du trinkst und hältst dabei deine kleinen Finger an meinen Leib, errichtest so wieder eine Nabelschnur aus Arm und Hand, zapfst Vertrauen an. Nun zittert auch über meinen Rücken Erleichterung. Beim Trinken öffnest du deine Augen. Du suchst nach meinen Augen, du verlangst intensiv nach meinem Blick. Kann ich deinem standhalten?

Deine Augen schauen ernst und tief. Sie sind reines Schauen, ohne ein Lächeln, das ihm Oberfläche geben könnte, ohne die geringste Gefühlsregung, die ihm etwas Vorübergehendes verleihen würde. Ein aktives Schauen, ohne dass du dabei etwas tust. Darin erscheint eine Innigkeit, mit der du da bist, und ich verspüre eine Scheu, ihr ganz zu entsprechen. Ich nehme mir Zeit dazu, bis es gelingt. Nun berühren wir uns, du mit deinem, ich mit meinem Sein. Wir sind eins, jenseits von Ich und Du. Eine Stille breitet sich aus – auch Dennis ist in ihr eingebettet. Sie ist notwendig, sie wendet die Not.

Es dauert eine lange Zeit, bis du ganz aus dem Tunnel des Schreckens herauskommst. Wir heilen unsere Verwundung nur langsam, mit vielen Rückfällen. Was wir dabei lernen, ist Geduld. Der Übergang vom Schlafen zum Wachen bleibt von Angst besetzt. Dort hat sich die Panik über das, was dir passiert ist, eingenistet. Beim Erwachen aus der Narkose bist du durch diesen dumpfen Tunnel gekrochen und musst dabei eine furchtbare Not ausgestanden haben, es möge dir die Ankunft am anderen Ende nicht gelingen, du würdest von der Wachwelt abgeschnitten bleiben.

Langsam spinnen wir den Schrecken der Angst ins Gold von Vertrauen. Dennis und ich helfen uns gegenseitig dabei. Nacht für Nacht beginnst du zwar von neuem zu weinen, aber es dauert immer kürzer, bis du wieder aus der Panik herauskommst.

Vierzehn durchwachte Nächte sind seit dem Unglück bereits vergangen, da geschieht die Wende: Zum ersten Mal weinst du nicht mehr mit noch geschlossenen Augen, als du am Morgen in meinen Armen erwachst, sondern nimmst in ihrem allmählichen Öffnen staunend von der Welt Notiz und erwiderst mein Erkennungslächeln mit einem Lächeln deinerseits.

Patty Gold erscheint

Während wir uns langsam von diesem Geschehen erholen, träume ich von einem Gebilde mit feinen Erhöhungen und Vertiefungen, wie kleine Hügel und Täler. Sie leuchten auf, in verschiedenen Tönen von Gold, rötlich, gelblich, weißlich, perlmuttern und hier und dort silbern, als würde der Mond sie mitbeleuchten. Es kommt mir vor, als sei das Gold in seinem vielfältigen Glänzen selber lebendig. Zugleich ist es belebt von unzähligen Lebewesen, auch von Menschen, die sich darin bewegen wie im Tanz. Manchmal schmiegen sie sich an die fein modulierte Goldfläche und nehmen durch die Berührung Kraft auf. Bei genauerem Hinspüren erkenne ich, dass sie sich mit allen Sinnen nähren: im Tasten, im Schauen, im Riechen, im Schmecken, im Hören. Auch ich nehme diesen Ort mit all meinen Sinnen wahr und höre seine Modulationen wie Klangfelder.

Wer sind diese Menschen, wer sind diese Lebewesen? Wir alle sind es. Wir bewegen uns in diesem Raum, unbehelligt von äußeren Einflüssen, so furchterregend sie auch sein könnten, denn es gibt, wenn wir da drin sind, gar kein Außerhalb mehr. Nun erscheint mir in dem Gebilde deutlich ein Tier: eine Hündin. Um sie herum sehe ich eine helle Atmosphäre. Ich höre ihren Namen: Patty Gold.

Am anderen Morgen eröffne ich Dennis: „Zu unserer Familie gehört noch ein Tier." – „Was für eins?" fragt er belustigt. „Ich habe heute Nacht von einer Hündin geträumt, ich glaube, sie will zu uns kommen", erwidere ich ernsthaft. „Ein Hund? Bei all der Arbeit, die wir beide eh schon haben mit Kind und Haushalt und Beruf? Wer wird ihn pflegen, zu ihm schauen und mit ihm spazieren gehen?" – „Ich", antworte ich beherzt, obwohl ich keine Ahnung habe, wie das gehen soll. Doch tief in mir weiß ich genau: Patty wird zu uns kommen und mir eine treue Begleiterin sein. „A dog is a friend", erinnere ich mich an Saras Worte, als wir uns einmal über Tiere unterhielten. Ich präge sie mir nochmals ein, um Dennis gegenüber standhaft zu bleiben: „Ein Hund ist ein Freund."

„Ausgerechnet du", schreckt mich Dennis aus meinen Gedanken auf, „wo du doch schon so viel am Hals hast." – „Sie hat sich bereits mit Namen angekündigt", entgegne ich entschieden, „sie heißt Patty Gold." Dennis ist für einen Augenblick sprachlos und meint dann zögernd: „Also eine Hündin.

Wie sieht sie denn aus?" Ich versuche sie mir genau zu vergegenwärtigen: „Sie ist eine Collie-Hündin mit honigfarbenem Fell", beschreibe ich sie ihm und stelle fest, wie Patty bereits einen Platz in unserer Familie einzunehmen beginnt, als hätte sie sich einfach zu uns gesetzt. „Und wie wirst du das mitten in der Stadt bewältigen?" Dennis gibt noch nicht auf. „Wir haben doch vor, aufs Land zu ziehen, bis da kann Patty noch warten", lenke ich ein. „Ach so", meint Dennis, beruhigt, dass das neue Familienmitglied erst einmal in die Zukunft aufgeschoben wird.

Frühlings Erklingen

Diesen Frühling begrüße ich die Blütenpracht mit jauchzendem Herzen, bist du es doch, dem ich sie zeigen darf. Heute Morgen setze ich dich in den Wagen und schiebe dich unternehmungslustig den Fluss entlang. Lila Flieder duftet uns entgegen, wilde Tulpen in der Uferböschung, gelb-rot-orange, feiern mit uns. Hinter den beiden Schwänen, die flussabwärts treiben, ziehen fünf Junge her. Ich drehe das blaue Schirmchen immer wieder der Sonne zu, um deinen Kopf zu schützen. Lauter kleine Liebeserklärungen! Es erscheint mir wie ein Baldachin, unter dem du thronst.

Während wir spazieren, stößt du ab und zu kurze Schrilllaute aus wie ein Vogel. Du modulierst sie auf und ab, erprobst deine Stimme. Ich antworte dir jeweils auf deiner Tonhöhe, und so entsteht zwischen uns ein Dialog, der durchaus auf Verständigung beruht. Immer wieder zeigst du auch gezielt auf etwas, rufst mir zu und wedelst dabei aufgeregt mit deinen Beinen. Ich werfe dir wie einen Ball das Wort zu und du fängst es auf: Flieder – Schwan – Fluss – Hund. So entsteht zwischen uns ein Stück konkrete Poesie.

Als wir zurückkommen, strömt deine Haut Frühlingsluft aus. Du riechst schon lange nicht mehr nach frisch gebackenem Brot, dies war dein intensiver Neugeborenengeruch, der meine Nase an deinen Kopf sog und das Muttertier in mir mit Nähe sättigte. Dein Geruch ist jetzt viel luftiger geworden, er hält meine Nase auf Distanz.

Du bist aus dem winterlichen neugeborenen Greisendasein zu einem Frühlingskind herausgewachsen. Zwischenräume entstehen, auch beim Stillen. Dein Kopf ist um einiges größer geworden als meine Brust. Du schmiegst ihn nicht mehr dicht an meinen Körper, wir verschmelzen nicht mehr ineinander. Beim Trinken wirfst du ihn etwas in den Nacken, bewegst deine Hände und schaust ihnen zu oder ziehst an meinem Ohrläppchen. Manchmal, wenn du genug getrunken hast, gibst du mir sogar einen kleinen Tritt mit deinem Fuß.

Wenn dir etwas Neues gelingt, strahlst du vor Freude. Was mich besonders erstaunt, ist der Einsatz deiner Stimme, sobald eine neue Bewegung geboren wird. Heute Nachmittag drehst du dich zum ersten Mal ohne fremde Hilfe vom Rücken auf den Bauch. Ich schaue dir dabei zu und gewinne den Eindruck, dass es die Töne sind, die dich zu dieser Drehung ermutigen: Du stößt mit deiner Stimme den Innenraum für diese Handlung auf, um sie danach im Außen zu vollziehen. Dies erinnert mich an die Geburt. Mit tiefen Tönen habe ich das Tor zur Welt in meinem Körper aufgestoßen und dir dabei geholfen, dich in die Geburtsspirale hineinzudrehen und herauszukommen. Während ich einen Moment beim damaligen Geschehen verweile, vollbringst du schon die Wendung. Unversehens beäugst du die Welt nun aus der Bauchlage und drehst schnell den Kopf zu mir hin, um dich zu versichern, dass ich es gesehen habe.

Am Abend, auf meinem Bauch, erprobst du das Kriechen. Wie eine Fanfare erklingen auch hier zuerst die Töne. Meine Hand ruht auf deinem Rücken und so spüre ich, wie sehr sie deine Wirbelsäule zum Vibrieren bringen. Dabei tanken sich deine Muskeln mit einer Kraft und Spannung voll, um sich dann am Kreuzbein etwas aufzubäumen. Gleichzeitig presst du dich mit einem Oberschenkel und einem Knie in den Grund meines Körpers, um dich vorwärtsstemmen zu können. Du erzeugst genau die stimmige Tonreihe, um deinen Muskeltonus für dieses Vorhaben aufzuladen. Und nun gebärst du die Handlung: Mit einer großen Anstrengung robbt dein Körper ein wenig vorwärts, und auch dein Kopf wird wie eine Kugel nach vorne geschoben. Danach stützt du deinen Oberkörper mit beiden Armen auf meinen Schultern ab und lachst mir triumphierend ins Gesicht, wie um zu sagen: Da staunst du aber, was ich gerade geschafft habe!

Hallo, Nietzsche, ich grüße dich über die Zeiten hinweg. Was hier stattfindet, ist die Geburt der Bewegung aus der Kraft des Tönens. Die Geburt der Handlung aus dem Geiste der Musik!

Jeden Tag gebärst du neue Aktionen. Du saugst dich mit beiden Handflächen am Boden fest, die Arme ausgestreckt, und ziehst dich, die Ellbogen langsam abwinkelnd, auf dem rutschigen Parkett mit dem ganzen Körper nach. Du bewegst dich von deinem Fell unter dem Jasminstrauch sternförmig in alle Richtungen. Dich so plötzlich zwei Meter von deinem Ausgangspunkt entfernt zu finden ist für uns genauso überraschend wie für dich, vergleichbar mit einer Ausfahrt von einem sicheren Hafen auf den weiten Ozean hinaus. Auch wenn du dich nur im Wohnzimmer fortbewegst, löst es in mir ein Gefühl von

Aufbruch aus, als würde Kolumbus zur Weltumsegelung sein Schiff aufs offene Meer hinaus steuern. Vielleicht empfinde ich dies so, weil du so lange Zeit an einem festen Ort geruht hast und jetzt so schnell von einem weiten Raum Besitz ergreifst.

Kann ich mich damit abfinden, dass dies der Auftakt zur Ablösung ist? Werde ich mich je aus der starken Bindung lösen können? Ob es mir gelingt oder nicht, *du* wirst es vollbringen. Für dich und mich gibt es kein Zurück. Wir sind in einem Fluss, der uns beide mit sich fortzieht.

Wie verlockend erscheint dir die Welt! Blitzschnell stützt du dich auf, fasst neugierig ein Objekt ins Auge, peilst es zielsicher an, und schon hast du es ergriffen. Tagträumen kann ich mir nicht mehr erlauben. Du hast eine solche Handlungskraft in dir vereint, deine Augen sprühen davon! Du zwingst mich dazu, eine ebenso starke Tatkraft in mir zu erzeugen, um dir überhaupt folgen zu können.

Je mehr du dich am Fußboden entlangsaugst, umso stärker schwindet dein Interesse am „Sauganker“ Brust. Du möchtest zwar noch gestillt werden, aber mit der Brust wird jetzt auch experimentiert. So steckst du zur Brustwarze noch deinen Daumen in den Mund und testest, wie beides gleichzeitig schmeckt. Oder du rückst von ihr ab und prüfst zwischen Daumen und Zeigefinger die Konsistenz der Warze. Manchmal ziehst du auch an ihr wie an einem Kaugummi, und wenn ich dann das Gesicht zu einer Grimasse verziehe, antwortest du mit einem wiehernden Lachen.

Sommerlust

Die Pappeln am Uferweg zittern in der warmen Luft. Sonnenblumen und Malven blühen uns entgegen. Du bist ausgeschlüpft, in die weite Welt hinaus. Jetzt gelingt dir schon das Krabbeln. Du hoppelst dabei voran wie ein kleiner Hase. Mit beiden Beinen springst du vom Boden ab, greifst mit den Armen nach vorne aus und kommst mit einer Bauchlandung ein großes Stück weiter.

Du ziehst nun selbstständig auf Entdeckungsreisen aus, vom Esszimmer den Korridor entlang und um die Ecke. Uns macht die rasante Entwicklung etwas Angst, du entgleitest uns nicht nur aus den Händen, sondern auch aus den Augen, und unsere Wohnung ist gar nicht dafür eingerichtet. Da stehen in einem Regal „giftige Dinge" herum, Abwaschmittel, Blumendünger, Putzessig, die wirst du in kürzester Zeit erwischen. Als du heute ein wenig schläfst, räumen wir alles aus dem Weg, was dir gefährlich werden könnte. Auch bringen wir vor der Treppe, die zum Erdgeschoss hinunterführt, ein Gitter an. Kaum bist du aufgewacht, krabbelst du sogleich zur Treppe hin, untersuchst das Gitter und rüttelst vehement daran, um seine Standfestigkeit zu prüfen.

Was für eine Entdeckerlust drängt aus dir! Auf deinen Expeditionen wird alles aufgegriffen und eingehend untersucht. Wenn du dabei einen Gegenstand, wie soeben den kleinen Besen, nicht greifen kannst, dann versuchst du es hartnäckig wieder und wieder, bis dir manchmal der Geduldsfaden reißt und du wütend schreist. Überlasse ich dich dann für eine kurze Zeit dir selber, fasst du dich wieder und versuchst es von neuem. Du entdeckst dein Forschungsobjekt dabei oft von einer anderen Seite und behandelst es auf eine neue Weise, wendest wie ein kleiner Wissenschaftler verschiedene Methoden an.

Plötzlich wird es still. Überrascht wende ich mich nach dir um. Da schaust du, auf dem Bauch liegend, andächtig aus dem Fenster, das bis auf den Fußboden hinunterreicht, auf den Fluss, versunken in den Anblick des fließenden Wassers. Ich gehe meinen Verrichtungen nach. Als ich wieder nach dir Ausschau halte, weilst du noch immer am Fenster und staunst, wie ein paar Möwen vom Wasser auffliegen. Du drehst deinen Kopf schräg hoch, um ihnen aufwärts nachzublicken.

Später sitzt du auf der Terrasse unter einem Bambusbusch zwischen Basilikum, Rosmarin und Thymian und testest das unbekannte Material „Kalksandstein". Mein Blick schweift kurz zum Eichenfass, worin der rote Sonnenhut mir besonders intensiv zublüht, in seiner Erde liegt deine Plazenta begraben. Dich kümmert das nicht, du prüfst gerade die neue Materie mit deinen Fingern, dann reibst du mit der Handfläche darüber, zuerst schnell und dann langsam, und erforschst den Stein sorgfältig auf seine Rutschfähigkeit, auf seine Widerstandskraft, auf seine Härte. Danach versuchst du mit viel Geduld ein Bambusblättchen vom Boden aufzuheben. Du übst dies mit Daumen und Zeigefinger, die du wie eine kleine Schere aufspreizt und wieder aufeinander drückst, bis du das Blättchen in der Fingerbeerenzange hältst. Dann versuchst du dasselbe mit Zeigefinger und Mittelfinger und spielst es mit allen Fingern durch. Es ist eine Freude, dich zu beobachten, wir staunen über die Systematik deiner Forschungsmethode.

Nachdem du dir diese Fähigkeit angeeignet hast, willst du von Dennis aufgehoben werden. Nun untersuchst du eingehend, was auf seinem Kopf wächst. Du prüfst die paar Härchen, die sich noch auf seiner Glatze befinden, indem du eins nach dem andern zwischen Daumen und Zeigefinger nimmst und es dann von der Haarwurzel bis zu seinem dünnen Ende senkrecht hochstreichst – eine delikate Angelegenheit. Während du dabei bist, die Welt in der Horizontalen zu erobern, erforscht du auch gleich die Vertikale.

Ablösung im Frühherbst

Dein Rückgrat wird stärker, eine innere Kraft strahlt von ihm aus. Lange bevor du das Wort aussprechen kannst, sagst du schon mit deiner Wirbelsäule: „Ich!"

Was für eine Geschichte teilen wir mit unseren Rücken! Schon bei der Geburt wurden wir Rücken an Rücken aneinander gepresst, Wehe für Wehe bist du mein Rückgrat entlang hinuntergewandert und hast mich dabei Wirbel um Wirbel ausgedehnt. Nie war ich so ausgeweitet.

Rücken an Rücken schlafen wir oft im großen Familienbett, Dennis zu meiner Rechten, ich in der Mitte, du zu meiner Linken. Wenn du Rückendeckung brauchst, robbst du dich unter der Decke durch das schwarze Loch der Nacht zu mir hin, bis du mit deinem kleinen Rückgrat meinen breiten Rücken erspürst. Dann schläfst du in seinem Schutz beruhigt wieder ein. Ich fühle, wie dein Atem an meiner Wirbelsäule pulsiert. Unsere Körper spiegeln sich ineinander, du Sonne, ich Mond in der Nacht.

Tagsüber kehrst du mir den Rücken und krabbelst auf deinen Entdeckungsreisen von mir weg, immer wieder auch zum Jasminbäumchen und unters Sofa. Wir spielen dann „Gugus – dada": Du versteckst dich dabei unter dem Sofa und ich rufe „Gugus!", dann erscheinst du mit erhobenem Kopf und einem aufmunternden Lachen und ich begrüße dich mit „Dada!" So erfinden wir täglich unsere eigenen Rituale.

Nur einige Zeit verbringst du in der Horizontalen. Schon beim Krabbeln hältst du immer wieder inne und versuchst dich aufzurichten. Du spreizt dabei die Arme vom Boden ab, dann die Beine und Füße, bis du den Grund unter dir nur noch mit den Zehenspitzen berührst. Dein Hintern ragt nun wie die Spitze eines Dreiecks, errichtet aus Armen und Beinen, in die Luft. Aber höher hinauf kommst du auf diese Weise nicht.

Dann übst du, dich an der Treppenkante hochzuhissen. Du ziehst dich dabei zuerst auf die Knie. So da sitzend, musst du die Balance lange üben, dein Rückgrat wippt wie ein kleiner Schiffsmast hin und her. Es braucht eine große Konzentration, bis dir klar wird, wie du das eine Bein hochziehen und das andere nachziehen kannst und wie du mit beiden Armen all die Abstützbewegungen zu koordinieren hast. Allmählich stemmst du dich hoch, bis du auf den Zehenspitzen stehst und mit den beiden großen Zehen das Gleichgewicht zu halten versuchst, hin und her schwankend.

Was dir in der Außenwelt langsam gelingt, vollziehe ich in der Innenwelt nach: Ich übe das innere Aufrichten, ich übe Aufrichtigkeit. Denn unter Stress beuge ich mich äußeren Anforderungen und werde mir selber untreu. Es braucht eine innere Anstrengung, um wieder mein Rückgrat zu spüren und der Welt zu zeigen: Hier stehe ich, aufrecht, im Lot, und bin nicht umzuwerfen!

Es wird Frühherbst, Erntezeit. Schon beugen sich die Pappeln in den ersten Herbststürmen, die wilde Rebe hat sich weinrot verfärbt. Du übst das Aufrichten voller Hingabe, ziehst dich am Sofa hoch, Zentimeter um Zentimeter, deine Muskeln zittern vor Anstrengung. Du steigst und fällst und erhebst dich wieder. Manchmal gibt es einen dumpfen Schlag, wenn du umkippst, das erschreckt uns, doch du bist nicht zu entmutigen.

Und dann kommt der große Tag, an dem du zum ersten Mal stehen kannst, mir gegenüber, freihändig, frei. „Ah!“ Triumph liegt in deinen Augen, Erfolg in deiner Stimme: „Ich bin bravo!“ Dein ganzer Körper vibriert. „Ja, du bist bravo“, rufe ich dir voll Stolz zu.

Nachts, in der Horizontalen, will ich dich wie gewohnt stillen, da beißt du mir in die Brust. „Aua!“, schreie ich, und ziehe sie zurück. Doch die Gewohnheit ist stärker, und instinktiv gebe ich sie dir nochmals an den Mund. „Aua!“ Der zweite Biss. Vielleicht ist dies ja nur ein Spiel und du erprobst deine kleinen Zähne an mir, so rede ich mir ein. Zögernd schiebe ich dir das Bündel Brust nochmals Richtung Mund. Du musst doch trinken, meine ich. Der dritte Biss. Er geschieht mit Entschiedenheit, so wie du dich damals bei der Geburt entschieden mit den Füßen von der Gebärmutterwand abgestoßen hast. Diesmal gebärst du Distanz. Jetzt begreife ich und staue den Segen von Milch und Licht zurück. Er versiegt nun in dieser Form für immer zwischen uns. Es ist der achte Monat. Acht, ich erinnere mich – die unendliche Schlaufe von Geben und Nehmen, von Binden und Lösen.

Manchmal in der Nacht, wenn Stürme durch deine Träume jagen und du Angst hast, robbst du quer durchs Bett und suchst dir Rücken an Rücken Geborgenheit. Und wieder spüre ich dein Atmen an meiner Wirbelsäule pulsieren und das Muttertier in mir ist tief befriedigt, dass es Schutz spenden darf.

Du bist jetzt schon fast zwei Jahre alt. Eines Abends, wiederum im Frühherbst, packst du dein Federbett und rutscht damit die Treppe hinunter. Du ziehst es wie eine Schleppe in dein Spielzimmer im ersten Stock, wo schon dein eigenes Bett auf dich wartet. Entschlossen, wie der Biss in die Brust, evakuierst du dich selber aus dem Familienbett und schläfst zum ersten Mal allein. Wir sind entzweit, du unten, ich oben. Wie fülle ich den leeren nächtlichen Raum in meinem Rücken? Wie machst du es?

Selten noch, wenn du krank bist oder schlecht träumst, kommst du die Treppe hoch durch die schwarze Nacht, kriechst zurück ins Familienbett und holst dir Schutz. Wieder einmal sind wir dann nahe beisammen und spüren uns Wirbel an Wirbel, bis auch dies eines Tages das letzte Mal sein wird.

So lösen sich unsere Rücken voneinander ab, wir ernten Ablösung. Doch was selbstverständlich bleiben wird: Wenn du Rückendeckung brauchst, in welcher Lebenssituation auch immer, werde ich sie dir zu geben versuchen. Zwischen uns fließt ein Strom von Milch und Licht, der nicht versiegen wird.

Abschied und Neubeginn

Hingabe

Altern

Getragen von den Wassern des Werdens, sind wir alle viele Jahre älter geworden. Seit Monikas Sterben sind fast vierzehn Jahre vergangen, Tims Geburt liegt bereits zweiundzwanzig Jahre zurück.

Besonders deutlich zeigt sich dies an den zwei „Kindern“, dem Menschen- und dem Hundekind. Obwohl ich sie spontan noch Kinder nenne, sind sie keine mehr. Tim ist ein junger Mann geworden, Patty Gold hingegen ist schon eine Hundegreisin. Ihre dreizehneinhalb Jahre, mal sieben gerechnet, um sie mit einem Menschenleben zu vergleichen, ergeben ein sehr hohes Alter: 94 Jahre. Zwischen den beiden „Kindern“ klafft ein riesiger Zeitsprung. Wenn sich Tim und Patty heute begegnen, treffen Jung und Alt aufeinander, obwohl gemessen in Minuten und Sekunden für beide dieselbe Zeitspanne vergangen ist. Noch immer kuscheln sie sich aneinander und hören auf ihren Herzschlag. Pattys Herz schlägt doppelt so schnell wie Tims, es schlägt sich im Raum ihrer Lebenszeit rascher voran. So leben sich Patty und Tim in der äußeren Zeit auseinander; in der inneren Zeit jedoch, in einer Liebe jenseits der zerrinnenden Jahre, lehnen sie sich immer noch aneinander.

Auch Dennis, Sara und ich sind stetig älter geworden. Wir merken es nur, wenn wir uns länger nicht sehen. Dann allerdings fallen uns die vermehrten Fältchen auf, vor allem um Augen und Mund: die ins Gesicht geschriebene Zeit. In ihr kommen Verwitterung und Verdichtung zugleich zum Ausdruck. Unsere Gesichter altern, sie zerklüften sich langsam und füllen sich gleichzeitig mit den Spuren intensiver Erfahrung an. Wir werden reicher, indem wir vergehen.

Sinn und Unsinn

Vor ein paar Tagen ist Sara angereist. Hat das etwas zu bedeuten? Sie war während Tims Geburt und während Monikas Sterben bei uns, das hat unsere Freundschaft über die Jahre hinweg geprägt. Sie wollte der Großstadt entfliehen und bei uns Schneeluft schnuppern.

Auch Tim ist zu Besuch, um seine Patin zu begrüßen. So sind wir wieder einmal zu fünft im Wohnzimmer versammelt und unterhalten uns. Ich sitze am Boden bei Patty und höre den Gesprächen zu, rieche ihr Fell, ihren Atem, ihre Treue, ihre Hingabe. Sie beschenkt mich mit ihrem Instinkt, so dass ich sogar Worte zu „riechen" beginne.

„Kaugummi", höre ich da, „mit Kaugummi habe ich Patty gezähmt." Tim berichtet, wie er ihre kleinen Welpenohren zu perfekten Collieohren trimmen wollte, um später mit ihr Schönheitswettbewerbe zu gewinnen. Er hat ihr eine Zeitlang oben in die aufgestellten Ohrmuscheln je zwei Kaugummis geklebt, damit sollten sie lernen nach unten zu hängen. Doch Patty war eigensinnig. Ihre Ohren haben sich sogleich wieder aufgerichtet, sobald sie von den Kaugummis befreit wurden. „Was für ein

Unsinn!“, kommentiert Tim lachend. „Ja, ein echter Dummsinn. Erinnerst du dich? Als du ein kleiner Junge warst, kam der lustige Satz aus deinem Mund: Patty komm, wir machen heute wieder Dummsinn!“ Ich erzähle, wie er sich jeden Morgen nach dem Frühstück, bevor er zur Schule musste, zur kleinen Patty in den Korb setzte, sie streichelte und mit ihr sprach. Einmal sagte er zu mir: „Wenn du wüsstest, wie viel Sinn Patty für mich macht!“ Patty spürte, was er damit meinte. Auch ich verstand es, und selbst Tim begriff es, obwohl er damals noch nicht wusste, was das Wort „Sinn“ in seiner ganzen Tragweite bedeutete.

„Patty is a river of hearts,“ fügt Sara hinzu, „dieser Ausspruch stammt doch auch von Tim.“ Ich sehe die Szene noch genau vor mir, er saß mit ihr im Hundekorb und sagte aufseufzend: „Patty ist ein Fluss aus Herzen.“ Was da aus seinem Innersten kam, hat mich damals sehr berührt. Tim war beglückt und zugleich erstaunt, dass es so etwas überhaupt gab, und dass es in sein Leben getreten war. Die Größe dieser Einsicht stand in einem schmerzhaften Kontrast zu seinem noch so jungen Wesen, als müsste etwas zu Großes durch eine zu kleine Öffnung, wie bei einer Geburt. Es schien mir eine Erkenntnis, die er in jenem Moment nicht nur für mich aussprach, sondern auch für sich selbst festigte.

„So, jetzt ist aber genug über mich geredet worden“, sagt Tim und holt mich aus meinen Gedanken zurück. „Schaut doch mal, wie struppig Patty ist! Kämmt ihr sie eigentlich nie?“ – „Damit haben wir auf dich gewartet, schließlich ist sie ja dein Hund“, wehre ich mich. „Ich wohne aber nicht mehr hier, ich führe mein eigenes Leben“, kontert Tim sofort „Na ja, dieses eine Mal…“ Er holt Bürste und Kamm, setzt sich zu ihr und streicht ihr energisch durchs Fell. Ganze Büschel Haare lösen sich und türmen sich neben ihm auf. „Wir könnten doch davon ein Kissen machen, das nach Patty riecht", meint er nachdenklich. „Dann würde etwas von ihr übrig bleiben, wenn sie gestorben ist." Gedankenvoll stopft er nach getaner Arbeit die Haare in einen Beutel und trägt ihn hinaus.

Herzschlag

„Komm, lass uns etwas von deinen Kompositionen hören, Tim. Hast du eine CD für mich dabei?", fragt Sara neugierig. „Ich bin kein Komponist, ich bin Musikproduzent und mache Beats", belehrt er uns. Für einen Moment fühle ich mich altmodisch, denke ich doch noch in ganz anderen Begriffen. „Also gut, ich zeige euch einen. Es ist ein Rapsong. Rap bedeutet Rhythm and Poetry. Ihr hört Track one".

Aus den Lautsprecherboxen erklingt: „Das ist der Beat von meinem Herz." Es ist ein schneller Herzschlag-Rap, leidenschaftlich und direkt: „Steigt herauf aus eurer Gruft und hebt die Fäuste in die Luft!" Darin werden die Verzweifelten aufgerufen, die Randständigen, die Penner. Jeder Mensch soll wachgerüttelt werden, denn jeder ist ein Penner, weil er zuschaut, wie die Welt sich zu Grabe trägt. Jeder trägt die Verzweiflung der Zerstörung in sich, an der er mitwirkt, weil er sie nicht aufhält. Jeder steht am Rand und schaut dem Grabgeleit der Erde zu. Da werden schon viele zu Grabe getragen, Fische, Vögel, aber auch mit Gift abgefüllte Menschen. Da wird die Luft zu Grabe getragen und das Wasser. Ganze Teile der Erde ziehen an uns vorbei, große Regionen der kanadischen Arktis, die durch das Ölwaschen verbraucht worden sind.

Ich denke über dich nach. Du textest dich aus der Verzweiflung heraus, du willst Veränderung heraufbeschwören, unbedingt.

Das Weiß des Schnees leuchtet mir Erinnerung zu und versetzt mich wieder in die Zeit, wo ich mit dir schwanger ging. Zuerst bist du mit deinem winzigen transparenten Körper im Mutterleib geschwommen wie ein Fisch im Wasser, dann hast du dich mehr und mehr in deinen Körper verdichtet, hast später mit den kräftig gewordenen Füßen aus festem Fleisch an die Wand des Mutterleibs gestoßen und dich angekündigt: „Da bin ich. Was ist denn da draußen? Ich will da raus, ich will geboren werden, jetzt!"

Und im Geburtskanal deiner Ankunft hast du mir übers Stethoskop der Hebamme deinen ersten Beat an mein Ohr geklopft. Deinen Herzschlag pur, in einem entschlossenen, schnellen Rhythmus: Ich bin. Ich komme! Es war Erregung in dem Beat, die Ekstase, lebendig zu sein, anzukommen, mit Hingabe etwas zu bewirken. So hörte ich also „Track one" schon damals über dein erstes Mikrophon, das Stethoskop der Hebamme. Die Beats flossen durch meine Ohren in mein Herz und befeuerten mich in der Kraft des Gebärens. Ich ließ dich von innen nach außen vorstoßen, zum offenen Tor in die Welt.

Offene und geschlossene Türen

Ich spürte die Notwendigkeit, die Tür für dich immer wieder bewusst offen zu halten, besonders dann, wenn du mich an deinem Leben nicht mehr teilhaben ließest. Das war vor allem in den Jahren zwischen zwölf und achtzehn, einer Zeit neuer Geburtswehen zwischen uns, wo ich lernen musste, dich loszulassen.

Wir hatten eine Reihe heftiger Konflikte. Ich erinnere mich an eine schmerzhafte Situation, als wäre es heute. An diesem Tag standest du morgens lange vor dem Spiegel und besetztest das Bad, ein Glas Salz und Schmierseife neben dir. Damit stelltest du dir in minutiöser Kleinarbeit dein kupferrot gefärbtes Haar auf, bis es aus dem links und rechts kahl geschorenen Schädel als Mittellinie senkrecht zu Berge stand: der Irokese war geboren. Du sahst würdevoll aus, wie du aus dem Badezimmer kamst – Würde aus einer anderen Zeit und Kultur verband sich mit der Rebellion deiner sechzehn Jahre. Du sahst stolz aus. Es war dein erster großer Auftritt mit eurer Punk Rock Band „Protest Factory" in der Aula des Gymnasiums. „Wie wirst du dir den Sturzhelm fürs Motorrad überziehen?", fragte ich mich besorgt. Gut, dass mir dieser Satz nicht über die Lippen rutschte.

An diesem Vormittag vor deinem Auftritt erfuhr ich zufällig von anderen Eltern der Bandmitglieder, dass an den Bahnhöfen Karten für das Konzert verkauft worden seien. Das Konzert sei ausverkauft. Ich stand mit leeren Händen da. Du hattest mir das Ganze als Schüler-Event dargestellt, wo Eltern nichts zu suchen hätten. Von öffentlichem Eintritt wusste ich nichts.

Selten habe ich vor Wut geweint. Doch da überkam es mich mit der Wucht der zerstörerischen Göttin Kali, deren furchterregende Bilder mich selber schon erschreckt hatten.

Wutentbrannte Kali zitiert Irokesen herbei: „Du besorgst uns zwei Karten, Sitzplätze ganz vorne!" – „Es gibt nur Stehplätze", sagst du distanziert. In meinem Bildungsbürgerhirn sehe ich einen bestuhlten Konzertsaal vor mir mit Last-Minute-Stehplätzen ganz hinten. Deine Reserviertheit macht mich nur noch rasender. „Vorne, hab ich dir gesagt!" – „Es gibt bei solchen Konzerten nur Stehplätze, und die sind alle nicht nummeriert", sagst du spöttisch, „doch ich besorge euch je einen. Aber haltet euch bitte im Hintergrund auf, ich will euch beide nicht sehen. Eltern gehören nicht dorthin", betonst du zum Abschluss eindringlich und gehst. Dann drehst du dich noch einmal um: „Und misch dich nie mehr in meine Zukunft als Musiker ein! Was ich mit mir machen will ist Plan A. Was du aus mir machen willst ist Plan B. Ich werde nie auf Plan B umsteigen, merk dir das!" Mit einem heftigen Ruck schließt du die Tür, ich werde aus deiner Welt ausgeschlossen. Du erklärst dich dabei nicht weiter, und auch ich kann mich nicht weiter erklären.

Was braucht es, um dies auszuhalten? Loslassen! suggeriere ich mir zähneknirschend. Und was macht Kali mit dem Brand, der weiter in ihr lodert? Sie stellte sich unter die Dusche. Loslassen ist schwierig. Doch anerkennend denke ich unter dem Wassersegen: Du hast dieser Wucht standgehalten. Etwas besorgt über meinen Zustand, aber mit bestimmtem Blick hast du mich während der ganzen Feuerprobe aus deinen warmen mandelförmigen Augen angeschaut, ein Blick durch die Zeiten, ein bleibendes Wiedererkennen. Ich beschließe widerwillig, dich zu respektieren und nicht zu deinem Konzert zu gehen.

Eine plötzliche Einsamkeit überkommt mich. Kurz bricht auch der Kontakt zu mir selber ab, ich habe das Gefühl, die Wasser des Werdens stehen still, alles hört auf. Für einen Augenblick starre ich in einen Abgrund, der sich plötzlich zwischen dir und mir auftut. Wie soll ich das nur aushalten? Es bleibt mir nichts anderes übrig, als dich loszulassen – du hast mich dazu gezwungen.

Offenes Tor in die Welt? Wie bei der Geburt stand es auch am Ende der Schulzeit, bei dieser Art von Übergang, weit offen. Ein besonderes Ereignis kommt mir in den Sinn. Wir waren zur Abschlussfeier in der großen Kirche des Nachbarortes versammelt. Da saßen wir alle, Eltern, Verwandte, Freunde und Lehrer, im Kirchenschiff, vorne die zu feiernden jungen Frauen und Männer. Reden wurden gehalten, einer aus euren Reihen trat ans Pult und verkündete: „Was wir hier in den Händen halten, dieses Abschlusszeugnis aus Papier, ist nicht das Wichtigste. Was wirklich zählt, ist unsere Kameradschaft. Wir haben zusammengehalten, wir haben uns in schwierigen Zeiten gegenseitig unterstützt, das nehme ich mit in die Zukunft." Beim Wort „Zukunft" offenbarte sich mir für einen Moment ein Bild: Ich sah, wie sich die Kirche vorne öffnete, die Wände auseinander traten zu einem weiten Tor und den Blick freigaben auf das Blau des Himmels. Ich spürte Offenheit, ich spürte eure große Chance, jung zu sein. Euer Leben fühlte sich in diesem Augenblick unbegrenzt an.

Dieses Tor, so schwor ich mir, werde ich auch in mir für dich offen halten. Dies ist meine Hingabe an dein Leben. Ich werde versuchen, es nicht durch meine Ängste zu schließen, nicht durch elterliche Sanktionen einzuengen.

Du hattest um ein Stück freie Zeit gebeten, bevor du dein Studium beginnen würdest, um zu spüren und auszuprobieren, wo es hingehen solle. Wir hatten vereinbart, dass du nur so viel arbeiten musstest, um deinen Lebensunterhalt zu bestreiten, wohnen und essen konntest du bei uns. Doch auch da musste ich mich anstrengen, dieses Tor in mir nicht zu schließen, dich gewähren zu lassen, wenn du den Tag zur Nacht erklärtest und die Nacht zum Tag. Denn hellwach begannst du in der Nacht zu texten und zu komponieren. Jetzt erst verstehe ich, dass dies für dich wie eine zweite Schwangerschaft gewesen sein muss: im Mutterleib der Nacht heranzuwachsen auf dem Weg deiner inneren Bestimmung.

Die verinnerlichten Stimmen der gesellschaftlichen Normen flüsterten mir zu: Was passiert da in diesen Nachtschichten? Kommt dabei überhaupt etwas heraus? Und was denken die Nachbarn, wenn hier die ganze Nacht das Licht brennt? Ich musste die Stimmen weit von mir stoßen.

Und was ist daraus entstanden? Alchemie! Du hast in dieser Zeit begonnen, das Blei der Welt ins Gold von Texten und Musik umzuwandeln. Du bist durch dein offenes Tor gegangen und hast die Reise angetreten in dein Innerstes, in die Entstehung deiner Songs. Sie brauchen Zeit, sie brauchen Leichtigkeit, sie brauchen Vogelfederleichtigkeit. Sie brauchen Flügel. Sie brauchen einen Raum, wo die Seele fliegen lernen kann.

Unschuld

Tim legt einen weiteren Rap auf. Die Basstöne dröhnen in meinen Ohren und holen mich in die Realität zurück. Obwohl mir die Musik teilweise fremd ist, rüttelt sie mich auf. „How exciting!", ruft Sara begeistert, sowie dieser Track zu Ende ist, und ich füge im Spaß hinzu: „Falls du eine Sängerin brauchst, kannst du mich engagieren. Ich übe mich allerdings in einem alten Weihnachtslied, und zwar mit Patty Gold." – „Das klingt ja komisch", lacht Tim erstaunt. „Aber lass mal hören!"

Ich setze mich zu Patty, streichle über ihren zarten Kopf und beginne zu singen:

Maria durch ein' Dornwald ging
der hatte in sieben Jahr'n kein Laub getragen

Was trug Maria unter ihrem Herzen?
Ein kleines Kindlein ohne Schmerzen

Da haben die Dornen Rosen getragen
als das Kindlein durch den Wald getragen

Patty wendet ihre Schnauze zu meinem Mund hin, so als wolle sie jeden Ton und jedes Wort in sich aufsaugen. Sie scheint mit ihrem ganzen Wesen zuzuhören und das Lied über ihre schwarze, feuchte Nase und ihre durchscheinend braunen Augen aufzunehmen, dabei schaut sie mich an, als würde sie alles verstehen.

„Ich kann zwar nichts mit Weihnachtsliedern anfangen, doch mir gefällt es, wie du es für Patty singst", sagt Tim anerkennend. „Aber für eine Anstellung als Sängerin bei mir reicht es nicht. Und überhaupt hast du in meiner Musikwelt nichts zu suchen!"

Ein Anflug von Einsamkeit überfällt mich wieder. Da schmiegt Patty ihren Kopf in meine Hand. Ich halte meine Wange in ihr Fell. Wie schön es ist, wie weich, wie zart.

Was für einen langen Weg sind Patty und ich zusammen gegangen! Zum ersten Mal in meinem Leben musste ich mich damals, vor dreizehneinhalb Jahren, mit einem Tier befassen. Sie gehörte nicht mir, ich kaufte sie für Tim. So tummelte sich von da an ein fremdes Wesen in meinem Haushalt, eine kleine Hündin, die wir ihrer Mutter weggenommen hatten. Mit Vornamen Patty und Nachnamen Gold, wie es in ihrem Hundepass stand. Ein verkauftes Kind.

Anfangs fühlte sie sich ungeschützt bei uns und winselte erbärmlich. Wenn sie schlief, betrachtete ich sie oft ausgiebig, um mich an sie zu gewöhnen. Aus der leicht geöffneten Schnauze kam ein fremder Geruch, der mich ekelte. Ich musterte die feuchten, speckig glänzenden Lefzen und die großen, starken, in einer Reihe angelegten Zähne zum Zerreißen von lebendem Fleisch. Abstoßend fand ich das. Zudem gab es noch keine Sprache von mir zu ihr, nur Fleischkonserven öffnen und in einem Napf zermanschen. Allein schon der Blechnapf widerte mich an.

Einmal saß sie mutterseelenallein in ihrem Korb und winselte. Sie suchte meine Augen. Etwas widerwillig setzte ich mich zu ihr, denn eigentlich hatte ich keine Zeit. Sie streckte mir schnuppernd ihre Nase entgegen, als wolle sie mich mit meinem Geruch einsaugen, und ihre Augen schauten mich bittend an, als ob sie meinen Blick ganz in sich aufnehmen wollten. Etwas in mir zögerte, mich auf sie einzulassen. Dennoch begegnete ich ihren Augen und öffnete mich ihnen.

Was ich in diesem Moment fühlte, war eine Unschuld, die mich unmittelbar berührte. Ich fand dafür keine Worte, nur diese eine Geste: Unwillkürlich löste sich meine rechte Hand von meinem Körper, bewegte sich langsam auf sie zu und begann ihr über den Kopf zu streicheln. Ich spürte, wie sie sich unter meiner Hand beruhigte. Zugleich wurde mir bewusst, dass dieses unbekannte Wesen ausgerechnet mich dazu ausgesucht hatte, eine Freundschaft anzufangen.

Seither sind dreizehn Jahre vergangen und wir sind unzertrennliche Freunde geworden.

Das Ende beginnt

Tim ist wieder abgereist. Sara hat ihren Besuch bei uns verlängert. Ahnt sie, was uns bevorsteht?

Patty Gold hat seit gestern eine Wunde am rechten Hinterbein. Sie kann kaum noch aufstehen. Mühsam hebt sie das wunde Bein an, danach folgt mit Verzögerung das andere. Daraus ersehe ich, dass sie auch Schmerzen haben muss, die vom Rücken herrühren und sie daran hindern, sich frei zu bewegen. Patty erduldet die Schmerzen stumm, als würde sie verstehen, dass ihr Leiden nichts mit uns zu tun hat und wir nichts daran ändern können. Die Schmerzen finden in ihr selber statt und sie nimmt sie hin.

Sie beginnt sich zusammenzukauern, zusammenzuziehen, sich tief in sich hinein zurückzuziehen. Ich erinnere mich an Monikas Sterben. Dass ich dabei sein konnte, schärft nun meine Wahrnehmung für Patty. Ich glaube, sie spürt, wie sich dieser Vorgang langsam in ihr anbahnt. Wird sie in naher Zukunft durch ihr Innerstes hindurchschlüpfen? Und wohin? Ahnt sie, was auf sie zukommt? Sie bereitet sich darauf vor. Die Schmerzen zwingen sie dazu. Es sind Geburtswehen in die andere Richtung. Pattys Augen sehen alt und müde aus, ihre Haare sind ergraut. Sie schaut mich an und scheint mir zu sagen: „Weißt du, so ist es nun einmal, ich bin eine Greisin. Daran können wir beide nichts ändern."

Und dann geschieht draußen in der Natur einmal mehr eine spontane Verwandlung. Sie setzt sich hin, riecht in den anbrechenden Tag hinein, und oh Wunder! sie ist wieder ganz jung, ist wie neugeboren in ihrer Neugierde, in ihrer Entdeckungsfreude. Die Sinneslust, noch am Leben zu sein, übertönt die Schmerzen, die sie ins Jenseits ziehen. Ich spüre Erleichterung – auch das Diesseits zieht also noch an ihr, ist wohl noch ein ausreichendes Gegengewicht. Wie lange wird sich diese Balance halten können?

Ich nehme mir vermehrt die Zeit, mit ihr zusammen zu sein und sie zu liebkosen. Will ich dann von ihr weggehen, legt sie schnell ihre Pfote auf meinen Arm, wie um zu sagen: „Geh noch nicht, bleib da." Und dann leckt sie meine Hand und streichelt mir mit ihrer Zunge ihre Liebe in die Haut.

Schmerzhaft wird mir bewusst, dass ich mit Monika diese tägliche Nähe vor ihrem Sterben nicht teilen durfte. Wir waren schon eine lange Zeit nicht mehr hautnah beisammen. Sie befand sich in der psychiatrischen Klinik einer entfernten Stadt, ich auf dem Bauernhof im Alpenvorland. Hätte ich sie zu mir nehmen sollen? Ich hatte es damals kurz erwogen, doch dann erschien es mir zu schwierig, sie mit ihrer schweren psychischen Erkrankung in unserem Arbeitsalltag zu betreuen. Auch nach ihrem Tod überließ ich sie einfach fremden Händen. Viel Unerfülltes blieb zwischen uns.

Jetzt erfahre ich diese Art von Zusammensein intensiv mit Patty Gold, zum ersten Mal in meinem Leben. Merkwürdig, denke ich, dass ich sie nicht mit einem Menschen teile, sondern mit einem Tier. Zugleich ahne ich, dass die Erfahrungen mit Patty mir vieles schenken werden, was ich mit Monika nicht erleben konnte. Erleichtert spüre ich, dass die kommende Zeit eine Melodie in meiner Seele runden wird, die damals Fragment geblieben ist. So wird Patty meine Seele zurück zu dir, Monika, begleiten, und ihr Sterben wird auch zu einem Requiem für dich.

Am nächsten Tag kann Patty nicht mehr aufstehen. Sie versucht es mit ihren Hinterpfoten, mit zitterndem Rücken, es geht nicht. Nun sitzt sie da. Ergeben. Sie wirkt uralt. Der Glanz in ihrem Fell ermattet.

Ich gehe bei der Tierärztin vorbei, erhalte eine Tüte Pillen, zerkleinere eine davon, streue das rosa Puder zwischen zwei Lagen von weißem Hüttenkäse und strecke Patty die Portion hin. Sie senkt ihre Schnauze ins Weiß und leckt es auf. Etwas später kann sie unter viel Anstrengung wieder aufstehen und ein paar Schritte gehen.

Am Abend setze ich mich zu Patty hin. Sie lehnt ihren Kopf an meine Brust, was sie so noch nie getan hat. Als wolle sie meinen Herzschlag hören, als möchte sie sagen: Wir gehören zusammen, wir gehören für immer und ewig zusammen. Ich spüre bis in mein Innerstes den Geruch ihres Wesens, sein zartes Verströmen, und ich habe instinktiv das Gefühl, sie möchte mir auf ihre Weise zu erkennen geben: Ich lebe nicht mehr lange. Sie schmiegt sich Schutz suchend an mich. „Nein, du darfst nicht sterben", rufe ich ihr zu „Du sollst doch leben, ich brauche dich!", und die Tränen stürzen aus meinen Augen.

Im Umgang mit Patty Gold wird mir auch meine eigene Bestimmung deutlich: Langsam werde auch ich hinübergleiten. Mir wird bewusst, wie ich altere. Ich werde dabei zu einer Brücke, auf der im Zeitlupentempo eine diesseitige Welt in mir abnimmt und eine jenseitige Welt in mir zunimmt. Während ich in dieser Dimension abnehme, gleitet etwas in mir in die andere hinein. Während ich in der einen sterbe, werde ich in der anderen. Diese Einsicht wirkt zu meinem Erstaunen nicht erschreckend auf mich, im Gegenteil: Ich spüre den Drang in mir, diese Verwandlung genau zu erforschen. Bei Patty nehme ich sie nun wahr. Sie ermüdet immer mehr. Und trotzdem habe ich das Gefühl, etwas in ihr erfrische sich dabei.

Rund um Patty Gold rücken die beiden Themen Geburt und Tod wieder nahe zusammen. Wir sterben täglich unsere kleinen Tode – gewöhnen wir uns dadurch an den einen großen? Wir erleben täglich kleine Geburten – bereiten wir uns dadurch auf die große vor?

Sara las uns in den letzten Tagen ein Gedicht von T.S. Eliot vor, das mich seither beschäftigt. Es beginnt: *In my beginning is my end.* Und es endet: *In my end is my beginning.* Eine kristallklare Botschaft, denke ich: In meinem Anfang ist mein Ende, in meinem Ende ist mein Anfang. Werde geboren und vergehe. Stirb und werde. Lass los im Ankommen, komm an im Loslassen. Und dabei geht mir staunend auf: Dies wirklich zu tun benötigt Hingabe!

Hingabe ist für mich auch der Kern von Pattys Wesen. Hast du, Tim, das instinktiv erfasst bei deiner ersten Begegnung mit Patty vor dreizehn Jahren? Ich glaube ja. Sie ist mit ihren Augen direkt in deine hineingesprungen. Du hast sie nicht lange angeschaut, hast sie schon gar nicht gemustert, wie wir Erwachsene es taten, sie war für dich auf den ersten Blick „ein Fluss aus Herzen", und du hast dich da mitten hinein gelegt, du hast die kleine Welpen-Patty umarmt, sie an dich gedrückt, deinen Kopf in ihr Fell geschmiegt und bist mit ihr eingeschlafen. Selten habe ich eine so innige Umarmung gesehen. Ihr zwei strömtet einen Frieden aus, der weit über das kleine Plätzchen auf einer schäbigen Decke im offenen Hundezwinger hinausstrahlte.

Es zog uns drei Erwachsene magisch an. Wir standen eine Weile sprachlos vor euch beiden, und eure Hingabe erfasste auch uns. „This is a trance-sleep" – ich erinnere mich genau an Saras Ausdruck. Tim und Patty tauchten dabei in eine andere Welt ein. Wohin wohl?

Eins war mir sofort klar: Von nun an habe ich zwei Kinder, ein Menschen- und ein Hundekind.

Jetzt geht diese gemeinsame Zeit langsam zu Ende. Wir alle wissen darum. Auch Patty Gold. Umso mehr beginnt ihre Unschuld und ihre Frische aus ihr heraus zu leuchten.

Wie lange haben wir noch Zeit? Wann geht die Reise im Diesseits zu Ende? War es nur eine Reise im Diesseits? War nicht der „Trance-Schlaf" von Tim und Patty auch schon ein „Trans-Schlaf" zwischen verschiedenen Welten, nicht nur zwischen Mensch- und Tierwelt? Bist du, Tim, ihr schon bei deiner ersten Umarmung in ihr Jenseits gefolgt und sie dir in deines? So verstehe ich das heute: Es war von Anfang an eine Umarmung, welche Welten umspannte.

Übergabe

Schnee aufgetischt

Gebäre dein Sterben – darin gehst du, Patty, uns allen voraus. Ganz wahrhaben will ich es nicht. Doch du zwingst mich dazu. Zum ersten Mal isst du heute dein Futter nicht. Du riechst daran, läufst dann zur Tür und willst hinaus. Ich rede dir zu und halte den Napf unter deine Nase. Nun frisst du die Hälfte auf, wohl mir zuliebe. Doch die Bewegung von der Schnauze zum Bauch vibriert nicht mehr voller Leben.

Draußen isst du den frisch gefallenen Schnee, das freut dich. Deine Nase wird dabei weiß, dekoriert mit funkelnden Schneesternchen. Wie ein Märchenhund siehst du aus. Du gehst einige Schritte weiter und tauchst deine Schnauze wieder ein in die Frische des Schnees. Ich rufe: „Patty, komm, das ist ungesund!" Doch du hörst nicht auf mich und setzt dein „Unfolgsam-Gesicht" auf. Wie jung du damit wieder ausschaust, wie die kleine, freche Patty! Dann stehst du still und schnupperst fragend in den Wind: Was trägt er mir alles zu?

Dein Kot wird kleiner, dünner, ich hebe ihn mit einem schwarzen Beutel auf und knote ihn zu. Dann trage ich ihn zum Eimer und fühle, schon ein wenig wehmütig, durch das Plastik seine dampfende Wärme in meiner Hand, wie ein kostbares Gut. Wie wird es sein, wenn es dich nicht mehr gibt, wenn du kühl geworden bist?

Am Abend pflegen wir dir wieder deine offene Wunde am Bein. Danach singe ich dir alle unsere Lieder vor, ich will dich ins Leben zurücksingen. Du schaust mir dabei tief in meine Augen, ich schaue in die deinen. Dann drehst du deinen Kopf zu Dennis hin und schaust ihn lange an, wendest dich Sara zu und blickst in ihre Augen. Nun musst du dich ein wenig von unseren Augen ausruhen, du schüttelst dich frei und betrachtest den Raum.

Später lehnst du deinen Körper an meine Unterschenkel, wie um zu sagen: Schön, dass ich mich anlehnen kann. Und zuletzt legst du deine Schnauze auf meinen Oberschenkel und ich spüre ihr ganzes Gewicht süß auf mir ruhen: Danke für die Unterstützung, ich brauche sie.

In Ordnung bringen

Drei Tage sind bereits vergangen. Beim Frühstück unterhalte ich mich mit Sara über das Thema „Licht“ und erschaffe dabei spontan das Wort „Lichtfell“. Es rutscht mir einfach so aus dem Mund, ich verknüpfe es mit keinerlei Vorahnung. „Der Körper ist mit jeder Zelle in ein Lichtfeld hinein gebaut“, will ich zu ihr sagen, verspreche mich und sage „Lichtfell“. Das Wort gefällt mir. Um es nicht zu vergessen, spreche ich es zur Belustigung von Sara in mein Aufnahmegerät.

Irgendetwas in mir will gerade heute die Kacheln beim Eingang und unter deiner Schlafstätte reinigen und dir neue Decken geben. Sara hilft mir dabei. Alles wird gewechselt. Alles frisch. Frisch wozu? Du liegst auf deinem Schaffell im Wohnzimmer, während ich um dich herum staubsauge, schläfst du weiter, alle Viere von dir gestreckt. Bei diesem Anblick streift mich kurz ein Todesschreck. Lebst du noch? Denn so, stelle ich mir vor, wirst du einst liegen, wenn ich dich tot auffinde. Ich bin so sehr damit beschäftigt, alles gründlich zu putzen, dass ich mir nicht die Zeit nehme, dich zu streicheln, obwohl es mich schmerzt.

Der Spaziergang

Es ist fünf Uhr abends. Sara, Dennis und ich schauen kurz Nachrichten, denn in Ägypten spitzt sich die Lage zu. Es werden Bilder von Kairos Straßen gezeigt: orangenes Licht, Gestalten, die die Flammen zu löschen versuchen, eine wogende Menschenmenge in den Straßenfluchten. „Es ist besser, wir lesen morgen die Zeitung, die Bilder bedrängen mich zu sehr", meint Dennis. Wir stimmen ihm zu und machen den Fernseher aus.

Ich schaue wie zufällig aus dem Fenster. Was für eine andere Welt bietet sich da. Der Nebel, der uns seit Tagen hier eingeschlossen hat, beginnt sich zu lichten. Er umgibt uns zwar noch wie ein weißer Behälter, doch über ihm wird ein eindämmernder Himmel frei.

„Wie schön es draußen ist! Ich füttere Patty und gehe dann mit ihr hinaus", sage ich zu den beiden. Da du seit drei Tagen abends nicht mehr essen magst, gebe ich dir nur wenig Hüttenkäse in den Napf. Ich stelle ihn auf den gewohnten Platz, doch du stehst nicht auf wie sonst. So halte ich dir das Essen hin: „Komm, iss ein wenig, deine Medizin ist auch hier drin." Nach einiger Zeit beginnst du am weißen Käse zu lecken, vorsichtig und zögernd, als würdest du zwischen „Ja" und „Nein" schwanken. Ich nehme eine Portion auf meine Finger und halte sie dir hin, du schleckst sie auf. Deine Zähne streifen einen Finger und zwicken mich. „Vorsicht!", lache ich, „das war mein Finger!" Dann drehst du mit endgültiger Entschiedenheit den Kopf vom Essen weg. „Schon gut, Patty", sage ich beschwichtigend, „komm, gehen wir hinaus." Du machst Anstalten aufzustehen, und da es dir schwerfällt, hebe ich dich auf die Hinterbeine. „So, das hätten wir geschafft!"

Draußen vor der Tür bleibst du stehen und schnupperst in die kalte Luft. Du tust es mit Hingabe, als wolltest du sagen: „Hier bin ich, Patty Gold vom Weiler über dem See, und sauge alle Botschaften von da draußen mit der Nase ein. Ist da sonst noch wer aus dem Tierreich?" Es ist ganz ruhig um uns herum. Was nimmst du alles wahr? In dein Riechen kann ich dir nicht folgen. Ich warte geduldig. Nun wendest du dich dem Schneehaufen zu und isst vom kühlen Weiß, seit Tagen deine Lieblingsspeise.

Nach einer Weile folgst du mir durch den Schnee. Er ist von einer feinen Konsistenz: Raureif, der sich aus dem Nebel gebildet hat und auch von den Bäumen heruntergerieselt ist. Er raschelt unter uns, fast höre ich ein feines Klingeln. Es ist ein unberührtes, kristallines und doch weiches Weiß, filigraner als der feinste Schnee. Es umschmiegt uns zärtlich, es ist ganz leicht, himmelleicht. Wie oft sind wir diesen Weg gegangen, von der Haustüre ums Haus ins Freie, täglich, nächtlich, nur wir zwei, Gefährtinnen. Noch nie aber durch eine solche fast überirdische Materie, filigranes Weiß aus gerieseltem Reif, mindestens zehn Zentimeter hoch.

Der Blick auf die Esche wird frei. Wie schön es rundum ist! Die Wand aus Nebel ist wie ein Gefäß, das uns umfangen hält und sich über uns zu einem türkisfarbenen Himmel öffnet. Wir sehen nichts vom unter uns liegenden Dorf, von den Abhängen, vom Wald. Da sind nur wir beide, umrundet von dem flauschigen, weichen Nebelbehälter, in einer Naturarena aus fast greifbarer Luft.

Ich erfahre mich in einem Lichtfell: Unter uns ist der Raureif, Härchen aus Kristallen, um uns werden wir eingehüllt in ein sanft schimmerndes Fell aus Licht und Nebel, über uns werden wir empfangen von einem türkisfarbenen, transparenten bestirnten Himmelsfell. Ich stehe einen Moment still, verzaubert. Die Farben wandeln sich unmerklich in ein samtenes Blau.

Du steuerst auf deinen Platz zu, kauerst dich hin und lässt dein Wasser laufen, ich höre es plätschern, es ist viel. Ich sehe dir von der Seite zu. Wie schön du bist, wie stattlich mit deinem goldbraunen Fellkörper und deinem weisen, feinen Gesicht. Die Schnauze ist leicht geöffnet, warmer Dampf dringt heraus. Du hast ein altes Gesicht, und doch wirkt es ganz aufgeweckt. Eine edle Greisin! Aus der nahen Ferne siehst du ägyptisch aus: ebenmäßig geometrisch, eine größere vertikale Körperpyramide, darauf eine kleinere horizontale Kopfpyramide, beide in die Nacht hinaus ragend.

Nun erhebst du dich, hüpfst mit dem rechten Hinterbein etwas auf, das Gelenk schmerzt dich wohl, da ist die Wunde mit dem blauen Verband. Im Licht der Außenbeleuchtung sehe ich im Schnee einen gelben, kreisrunden Fleck. Heute Abend ist er besonders groß. Du läufst wie jeden Tag ums Eck und hältst am nächsten Schneehaufen an, um deine Schnauze ins köstliche Weiß zu vergraben. Hier zeigst du Lust, hier greifst du zu. Merkwürdig, denke ich wieder, seit ein paar Tagen senkst du deine Schnauze nicht mehr ins Fleisch deines Futters, sondern in weißen Schnee, in kristallisierten Himmel. Meine Augen schweifen nach innen, ich stehe im Museum von Siena und sehe vor mir Bilder mittelalterlicher Maler aus dem Süden, die die Paradieslandschaft mit Schnee bedeckten.

Du gehst den geschmiedeten Gartenzaun entlang zum Eck des Brunnens und hältst deine Schnauze wieder in den Schnee, seit Tagen jedes Mal an diesen drei „Schnee-Schnauze-Eintauchstationen", obwohl der Schnee doch überall liegt. Du verfolgst ein Ritual, das ich nicht ganz verstehe. Auch ich verfolge mein Ritual, das du nicht ganz verstehst. Und doch sind wir uns – du Tier, ich Mensch – wie selbstverständlich die treuesten Begleiterinnen. Und weil du mir manchmal wie ein verzauberter Mensch erscheinst und ich dir vielleicht wie ein verzaubertes Tier, sind wir uns so nah, spüren wir uns so sehr, einer im anderen.

Schon seit ein paar Tagen hebst du deinen Kopf nicht mehr, um aus dem Brunnen Wasser zu läppern, vielleicht bist du zu müde dazu. Auch gehen wir nicht mehr am Brunnen vorbei weiter, denn einmal kamst du dabei so sehr ins Keuchen, dass ich dich ein Stück Weg zurücktragen musste. Doch noch immer schnüffelst du nach der Spur von anderen Tieren, interessiert, wer denn sonst noch alles unterwegs ist. „Komm", sage ich nach einer Weile, „kehren wir wieder um."

Nimmst du wie gestern die Abkürzung? Nein, du läufst nochmals zur Esche hin und schnupperst dort ins weite Rund. Du schnupperst und schnupperst intensiv, saugst dich noch einmal voll, ein und ein, als könntest du es auch ein für allemal ausatmen, aus und aus.

Ich schaue auf die Esche, in ihr Geäst. Durch die Zweige hindurch begrüßt mich ein Blau, so weich, wie ich es noch nie gesehen habe.

Ich bin etwas vorausgegangen, bleibe stehen und wundere mich, dass du so zielstrebig in den kleinen Weg vor dem Haus einbiegst und schnell auf mich zukommst. Die Außenbeleuchtung rund ums Haus wird durch deine Bewegung nochmals kurz ausgelöst. Leichtfüßig kommst du auf mich zu, mit einem jungen, staunenden, frischen Gesicht. Wir schauen uns in die Augen, wir freuen uns aneinander. Du näherst dich mir auf dem fein klingelnden Raureifschnee unter dem gestirnten Himmel, gehalten vom sich verdunkelnden Nebelrund. Wir sind eingebettet in ein puderig schimmerndes ultramarines Licht mit einer zartrosa Tönung. Ich halte den Atem an. Du vertraust dich mir an, ich empfange dich, leicht und tief.

Jetzt stehst du dicht neben mir vor der Tür, du berührst mit deinem Körper den meinen. Als du klein warst, nannten wir dies „bei Fuß". Komm bei Fuß! versuchten wir dir einzutrichtern, doch du hast es nur getan, wenn du wolltest. Nun kommt es von dir. Ich beuge mich zu dir und streichle dein weiches, im Licht der Lampe golden glänzendes Fell am Hals. „Mein Liebes", sage ich. Dann öffne ich die Haustür. Sara und Dennis erwarten uns drinnen. „Komm", lädt Dennis dich ein, „komm ins Wohnzimmer." Aber dieser Weg ist dir zu weit. Du stehst zuerst still auf dem Eingangsteppich, als wolltest du vor dem nächsten Schritt eine Verschnaufpause einlegen. Dann kringelst du dich mit einer leichten Drehung ein, während du dich setzt, den Kopf zur Haustüre gerichtet. Die Bewegung erfolgt ruckweise und beschwerlich. Obwohl du keinen Laut von dir gibst, höre ich dich seufzen. Wie alt dein Körper wieder erscheint. Ganz anders als soeben noch in der Natur.

Die Stille der Nacht

„So, jetzt verbinden wir dir deine Wunde neu“, sagt Sara. „Es tut nicht weh.“ Sie hat dafür schon alles im Wohnzimmer bereitgelegt und bringt es nun zum Eingangsbereich. Da sind drei Küchenpapiere. Auf eines legt sie dein krankes Bein, auf das andere das neue Verbandsmaterial, das dritte bleibt leer für den Abfall. Sara schneidet den blauen Verband auf und entfernt die alte Watte. Nun liegt nur noch die Gaze über der Wunde. Sie ist gelb-weißlich verfärbt, mit einem getrockneten blutigen Rand. Wie die Wunde heute wohl aussieht? Sara entfernt die Gaze. Wir drei beugen uns über dein Bein. „Viel besser“, sagt Dennis erleichtert, „die eitrige Stelle hat sich seit gestern um ein Drittel zurückgebildet. Sie heilt zu.“ Sara tastet das Bein ab: „Alles ist kühl, es hat sich keine Entzündung ausgebreitet.“ Sie schneidet die neue Gaze zu und legt sie dir auf die Wunde. Du leckst ihre Hand mit deiner weichen Zunge und deinem seidigen Speichel. „Sie dankt dir für deine Fürsorge“, sagt Dennis. „Meint ihr wirklich, dass ich sie gut pflege? Ich habe auch schon Fehler gemacht, ich musste erst lernen, wie mit solchen Wunden umzugehen ist“, meint Sara etwas unsicher und wendet sich wieder dir zu: „So, meine Patientin, jetzt kommt noch der weiße Wattemull und die blaue Binde darüber, um alles gut zu fixieren.“ Sie faltet das Papier mit dem Abfall zusammen und trägt ihn nachdenklich hinaus. Vielleicht fragt sie sich insgeheim, ob dies ihr letzter Liebesdienst für dich war. Ihr Koffer steht schon gepackt vor dem Eingang, sie muss noch den Nachtflug erreichen.

Nachdem Sara abgereist ist, setzen wir uns nochmals zu dir. Ich streichle dir zärtlich über den Kopf und singe dir unser Lieblingslied „Maria durch ein Dornwald ging“. Wie so oft beim Singen möchte ich dir in die Augen sehen. Aber heute drehst du den Kopf entschieden weg.

Dennis und ich gehen in die Küche und essen unser Abendbrot. Wir zünden eine honigfarbene Kerze an. Eine friedliche Stimmung macht sich breit. Als ich wieder heraustrete und nach dir schaue, sitzt du in deinem Bett auf dem flauschigen Fell. Du spitzt die Ohren, als du mich hörst, spitzt sie ganz intensiv. Ohne dass du einen Laut von dir gibst, spüre ich, wie du mich rufst. Hast du auf mich gewartet? Kommt sie noch einmal zu mir oder nicht? fragen deine aufgerichteten Ohren. Bitte, bitte, komm! signalisieren sie.

Ich setze mich zu dir auf den untersten Treppenabsatz und singe dir ein Lied nach dem anderen. Eine ganze Perlenkette von Melodien und Versen legt sich um uns beide. Ich streichle dir dabei über deinen Kopf, so zart, dass du nicht mit den Augen blinzeln musst. Ich beginne mit „Heile, heile Segen", dann folgt nochmals „Maria durch ein Dornwald ging". Das habe ich dir doch sonst immer zuletzt gesungen, aber heute perlt eine andere Reihenfolge aus meinem Mund. Zum Schluss singe ich „Schlaf, Patty, schlaf".

Ich schaue dich an. Wie ruhig du atmest. Wie schön dein Gesicht von der Seite ausschaut, so allerliebst. Du hast die Augen halb geschlossen, wie in einer Trance hörst du zu. „So, Patty", sage ich zu dir und streichle dir wieder und wieder über den ganzen Körper, „schlaf gut und tief." Wie weich und luftig sich dein Fell in der Haut meiner Hand anfühlt! Ich kann fast nicht von dir lassen.

Ich gehe nach oben ins Bad. Als ich mich umgezogen habe, zieht es mich nochmals die Treppe hinunter. Ich schaue nach dir. Da liegst du völlig entspannt auf der Seite, ich höre ein tiefes, rhythmisches, langgezogenes Schnarchen, ein Friedenston geht von ihm aus und erfüllt das Treppenhaus. Es geht dir gut, du hast keine Schmerzen, sage ich beruhigt zu mir selbst. Beim Treppensteigen wundere ich mich noch über die Stille, die von diesem Ton ausgeht.

In der Nacht werde ich vom Durst geweckt. Ich trinke etwas Wasser und lege mich wieder hin. Es kommt mir nicht in den Sinn, hinunterzusteigen und nach dir zu sehen. Du bist mit diesem tiefen, satten, befriedigten Schnarchen eingeschlafen, das bis in deinen Bauch hinunterreichte. Ich höre es noch in mir wie eine Melodie von dunklen, lang gezogenen Tönen einer Orgel.

Im Bett liege ich zuerst noch eine Weile wach, dann verfalle ich in eine tiefe Ruhe. In ihr fühle ich mich rundum geborgen und empfinde eine große Dankbarkeit. Die Ruhe breitet sich im Haus aus wie eine tragende Atmosphäre. Ich spüre deutlich, auch Patty Gold ist von ihr umhüllt. Sie ist mir ganz nahe. Auch Dennis und Tim sind darin eingebettet, wie in ein goldenes Licht. Es ist, als weite sie sich aus, auf die Natur rund um unser Haus, auf den Weiler, und weiter auf die Welt.

Mit diesem Grundgefühl wache ich am Morgen auf. Ich bleibe noch eine Weile liegen, um es auszukosten und in Erinnerung zu behalten. Eine Stille ist in mir, liegt in der Luft, im Haus. Ich gehe hinunter in die Küche, um mir einen Tee zu kochen. Von weitem sehe ich kurz zu dir hinüber. Du liegst noch genauso friedlich da wie am Abend zuvor, ohne den Kopf zu heben, im tiefen Schlaf. Nachdem ich gefrühstückt habe, will ich noch einmal kurz hochgehen, um die nächtliche Erfahrung aufzuschreiben, doch auf der Treppe erreicht mich ein Geruch, den ich nicht kenne und der mich zu dir ruft.

Tot aufgefunden

Ich eile auf dich zu, knie vor dich hin und streichle zur Begrüßung über deinen Kopf: „Guten Morgen, mein Liebes, guten Morgen.“ Du rührst dich nicht. „Schläfst du so tief?“ Ich streichle dich wieder, das Fell ist weich und warm. Du liegst auf der Seite, so entspannt, wie du eingeschlafen bist, den Kopf auf die linke weiße Pfote gelegt, die ein wenig hervorlugt. Dein offenes Auge bewegt sich nicht. Ich habe mir angewöhnt, dich vorsichtig zu streicheln, dass du nicht blinzeln musst, nun streichle ich etwas weniger behutsam, doch du zwinkerst nicht. Dein Auge bleibt unberührt offen. Der Schreck fährt mir in die Glieder. Bist du gestorben?

Ich schärfe meine Sinne, um alles genau wahrzunehmen. Merkwürdig kompakt erscheint jetzt dein Kopf. Habe ich ihn je so gesehen? Ich lege mich vor dein Gesicht, um von vorne in deine Augen zu schauen, wie ich es so oft getan habe, wenn ich für dich sang. Das auf der Pfote liegende Auge ist geschlossen, das andere offen. Ich schaue hinein. Es gewährt einen tiefen Einblick nach innen, so wie ich es kenne, eine dunkle Pupille, dahinter der lichtere braune Grund. Wohin blicke ich? Siehst du mich noch? „Patty!“, rufe ich dir zu. Deine Ohren sind beide aufgerichtet, Antennen, wie immer, wenn ich dich rufe. Nur dein Kopf liegt still, äußerst still, ohne die geringste Bewegung. Ich berühre vorsichtig deine Nase. Sie ist warm, nur etwas kühler als sonst. „Hast du Schnee gefressen?“, rufe ich halb von Sinnen. Ich sehe auf deinen Körper. Das Fell scheint sich im Morgenlicht zu heben und zu senken, doch deine Schnauze, leicht geöffnet, ist merkwürdig regungslos. Lebst du? Bist du tot? Beides prallt in mir aufeinander bis zur Besinnungslosigkeit. Ich kann den Abgrund dazwischen nicht fassen und doch ist er da, er starrt mir aus der Leere entgegen.

Meine Glieder wollen rennen. Ich eile die Treppe hinauf, ergreife das Funktelefon und laufe damit in einen weit entlegenen Raum des Hauses, um Dennis im Schlaf nicht zu stören. Ich presse die Menütaste, bis Tims Rufnummer erscheint, drücke auf das grüne Telefonsymbol. Die Zahlen hüpfen ins Display, die Verbindung wird hergestellt. Es klingelt bei ihm, klingelt weiter, niemand nimmt ab. Nur der Anrufbeantworter öffnet sein mechanisches Ohr. „Hallo Tim", spreche ich aufs Band, „eine traurige Nachricht. Ich glaube, Patty ist gestorben. Es sieht ganz so aus, ich kann es nicht fassen. Sie ist friedlich im Schlaf gestorben. Sie liegt einfach da, völlig entspannt." Ich schluchze. „Ruf mich an, sobald du die Nachricht hörst, und sag mir, ob du herkommen und sie noch sehen willst. Und lass uns darüber sprechen, was wir jetzt machen sollen." Ich brauche menschlichen Kontakt, zugleich bin ich froh, allein zu sein. Das alles ist irgendwie zu intim, um es mit jemand anderem zu teilen.

Ich gehe die Treppenstufen hinunter. Du liegst noch immer da. Ich knie an deiner Seite nieder, schaue auf dein Gesicht. Ist es noch kompakter geworden? Atmest du wirklich nicht durch deine Schnauze? Nichts rührt sich. Ich beobachte die feuchten, glänzenden Lefzen. Wird die Flüssigkeit darin fester? Noch nie konnte ich deine Zähne so gut sehen, so lange und ausgiebig. Da liegen sie aneinander gereiht, unversehrt und stark, ohne je wieder zu beißen. Ich kann einfach nicht glauben, dass du tot bist. Ich schaue auf dein glänzendes, honigfarbenes Fell. Die obersten Haare bewegen sich noch, pulsieren ins Licht hinein, als würdest du atmen. Lichtfell, kommt es mir wieder in den Sinn. Ich nehme eine feine Bewegung wahr. Kann da noch ein Pulsieren sein, obwohl du gestorben zu sein scheinst? Oder ist es nur die Resonanz der Erinnerung auf meiner Netzhaut, die es seit fast vierzehn Jahren so zu sehen gewohnt ist?

Im Schlafzimmer über mir höre ich ein Rumoren. Dennis ist erwacht. Ich lasse ihn seine gewohnten Morgentätigkeiten verrichten. Nun kommt er die Treppe herunter. „Du" – fast bringe ich es nicht über die Lippen –, „ich glaube, Patty ist gestorben." „Nein!" Das Unfassbare steht ihm ins Gesicht geschrieben. Er eilt auf dich zu, ich mache ihm Platz, er kniet vor dich nieder, streichelt dich. „Ich sehe ihren Atem noch pulsieren", meint er. „Ich auch." Er setzt sich vor dein Gesicht, bückt sich und schaut in deine Augen. Was erblickt er? Ich lasse euch allein und setze Wasser auf für einen Tee. Als ich zurückkomme, sitzt Dennis vor dir auf einem Stuhl, den Arm auf der Lehne abgestützt, das Gesicht in der rechten Hand, und weint. „Nicht zu fassen, so plötzlich." – „Ja, nicht zu fassen." Ich hole eine weiße Kerze und zünde sie an. Die Flamme leistet uns Gesellschaft. Der Raum ist so leer. Erst jetzt, wo wir zu zweit mit dir sind, realisiere ich es. Ich hole noch das Jasminstöckchen aus der Küche und stelle es hin. Sein Duft verbindet sich mit der Stille, die von dir ausgeht. Weiß wie Schnee, denkt es in mir, ich sehe dich wieder Schnee essen, während du zugleich hier ausgebreitet liegst, zwischen Dennis und mir und Blume und Kerze. Eine feierliche Stimmung breitet sich aus. Wir behüten zusammen einen Ort, in dem du mit deinem Tod langsam ankommen kannst.

Wache

Es ist bald Mittagszeit. Dennis und ich haben bis jetzt Wache bei Patty Gold gehalten. Ich stehe auf, um nochmals Tim anzurufen. Es wird seine erste Begegnung mit dem Tod sein. „Ja?" sagt er. „Hast du meine Nachricht auf dem Anrufbeantworter gehört?", frage ich zögernd. „Nein." Pause. „Tim, es ist eine traurige Nachricht.“ Ich spüre, wie sein Atem stockt. „Patty ist gestorben. Sie ist gestern Abend friedlich eingeschlafen und heute Morgen nicht mehr aufgewacht.“ Am anderen Ende bleibt es lange still, dann sagt er gefasst: „Ich habe mich schon darauf vorbereitet.“ – „Willst du sie noch sehen?“ – „Ich muss mich erst ein wenig hinlegen, um das zu verkraften.“ Etwas später ruft er zurück. „Ich komme. Holt mich bitte an der Bushaltestelle im Krähenwinkel ab.“

Ich sehe Tim aus dem Bus steigen und mir entgegenlaufen. Er trägt Pattys Tod auf seinen Schultern, ich spüre das Gewicht auf ihm. Tim ist ernst, einsilbig und abweisend. „Ich will niemanden sehen, nur sie, und ganz allein bei ihr sitzen.“ Er bleibt vor der Haustür stehen, da, wo Patty ihm bis jetzt immer entgegengelaufen ist und er sie gestreichelt hat. Von nun an nie mehr! Er kann es nicht fassen. Zwischen Steinplatten und Haustür starrt Leere.

„Warte kurz“, überbrücke ich den Abgrund und trete vor ihm durch die Tür. „Dennis, Tim möchte jetzt niemanden sehen, nur sie.“ Schweigend erhebt er sich von seinem Stuhl, um Tim Platz zu machen. „Komm herein“, sage ich, „niemand wird dich stören. Bleib bei ihr, solange du willst.“

Was nun? Wie soll es weitergehen? Es besteht keine Meldepflicht bei toten Tieren, fällt mir ein, die Tierärztin brauche ich also nicht zu informieren. Soll ich Patty zur Tierkadaverstelle fahren? Sofort wird mir klar, dass ich damit alles Weitere, was mit ihr geschehen würde, aus meinem Bewusstsein verdrängen müsste.

Bei Monika war der Verlauf von dem Bestattungsunternehmen vorgegeben, bei Patty hingegen muss ich selber tätig werden. Ich beginne zu organisieren, krame einen alten Zeitungsartikel über Tierbestattungen hervor und rufe die angegebene Nummer an. „Ich mache das schon lange nicht mehr", sagt der Mann am anderen Ende der Leitung. „*Was* wollen Sie begraben? Eine Collie-Hündin? Die ist doch sicher mindestens zwanzig Kilo schwer? Sie dürfen nur Tiere bis zehn Kilo unter der Erde begraben und das Loch müsste wenigstens ein Meter zwanzig tief sein, damit die Füchse sie nicht wieder ausbuddeln. Ich empfehle Ihnen das Tierkrematorium Haller, mit denen habe ich früher zusammengearbeitet. Sie machen Einzelkremierungen und schicken Ihnen dann die Asche zu."

Ich bin mitten im Tun gelandet. Das tut gut, es baut über den Abgrund des Verlustes für einen Moment Brücken des Vergessens. Die Tätigkeiten beschleunigen mich wieder, aber nicht so sehr wie früher – ein Friedenston klingt immer noch durch sie hindurch und verlangsamt mich. Ich vereinbare mit der Frau vom Krematorium die letztmögliche Abholzeit vor dem Wochenende, morgen, Freitag gegen Mittag. Das lässt uns noch genügend Zeit, um zu Hause Abschied zu nehmen.

Tim erscheint irgendwann in der Küche: „So, jetzt habe ich Hunger", meint er. Auch mir ergeht es so. Seit heute Morgen haben wir alle nichts gegessen. „Kommt, lasst uns auf ein feines Essen zu Maria gehen und mit einem Glas Rotwein auf Patty Gold anstoßen, darauf, dass sie so friedlich gestorben ist", schlägt Dennis vor. „Ja, mit einem Glas Amarone Santa Sophia", verkünde ich. „Patty Gold war doch eine Philosophin unter den Hunden." Wir steigen in die Winterstiefel, ich blase die Kerze aus. „Patty, wir sind bald wieder zurück. Schau, du bist nicht allein. Da ist der Jasmin. Und ich stelle auch ein Bild von dir und Tim neben dir auf, als ihr beide noch ganz jung wart." Der Ort um deinen Tod wird immer dichter besiedelt, denke ich, als ich zum ersten Mal hinter deinem toten Körper die Haustür abschließe. Darf man das, einen Toten bei sich im Haus beherbergen? Tote Tiere muss man nicht melden, erinnere ich mich, trotzdem begleitet mich das Gefühl, ich würde etwas Verbotenes tun.

Als wir zurückkommen, zünde ich sogleich die Kerze wieder an. Ihr Licht wirkt wohltuend. „Da sind wir wieder, mein Liebes. Jetzt verlassen wir dich nicht mehr." Es erstaunt mich nicht, dass ich mit dir rede. Die Sätze kommen ganz natürlich aus meinem Mund. Spreche ich mit deiner Seele? Machen das andere Menschen mit ihren Verstorbenen auch so?

Monika kommt mir in den Sinn, wie ich im Gartenhaus der Klinik noch mit ihr gesprochen habe. Damals war Frühling, jetzt ist Winter. Wie verschieden sind eure beiden Tode und auch die Zeit danach. Bei Monika ließ ich mir alles aus der Hand nehmen. „Melden Sie sich beim Beerdigungsinstitut", empfahl mir die Krankenschwester. Hätte ich ihre Anweisung nicht befolgt, was dann? Ich hätte mit einer Toten im Leeren dagestanden. Wohin hätte ich mit ihr gehen können? Sie zu mir nach Hause nehmen? Aber wie? Und dann? Zudem hatte ich gehört, dass die Klinik keine Verstorbenen herausgibt, falls man zu Hause von ihnen Abschied nehmen möchte. Vielleicht hätte ich die ganze Nacht im Gartenhaus Totenwache halten und Monika am nächsten Morgen ins Beerdigungsinstitut begleiten sollen. Wahrscheinlich hätte ich dort helfen dürfen sie zu waschen und einzukleiden. All das war mir damals nicht so wichtig. Ich war so sehr erfüllt von dem tiefen Einklang mit ihr im Sterben, dass es mich nach Hause drängte, um das Erfahrene dort mit meinen Liebsten zu teilen.

Bei Patty ist das ganz anders. Sie ist hautnah bei uns. Es gibt keine Vorgaben, wie wir uns zu verhalten haben. Wir müssen unser Handeln erfinden, wir lassen uns spontan auf das Geschehen ein. Ich spüre, dass das richtig ist. Was wird daraus entstehen?

Tim ist wieder abgereist. Er wollte Patty nicht noch einmal sehen und nahm nach dem Essen sofort den Bus zurück. Obwohl Dennis bei mir ist, fühle ich mich plötzlich einsam. „Lass uns Sara anrufen", sage ich zu ihm, „sie weiß noch gar nicht, dass Patty gestorben ist." Ich navigiere mich zu ihr hin. „Hallo?", erklingt ihre vertraute Stimme. Ich drücke schnell das Lautsprechersymbol, damit Dennis mithören kann: „Hallo Sara, here is Mirjam. Patty died last night." Der Satz braucht etwas Zeit, um bei ihr anzukommen, doch dann höre ich sie ohne zu zögern sagen: „Mirjam, put her in your heart and grow her as your soul." Was für ein schöner Satz, denke ich laut, als das kurze Gespräch zu Ende ist, und übersetze mir diese Aufgabe, um sie besser zu verstehen: Leg sie in dein Herz und lass sie als deine Seele wachsen.

Drei Steine

In der Nacht habe ich von einem hellen Grün geträumt, welches ein für mich unsichtbares Gebilde umrahmt, ein Grün, wie es im Frühling aus den eben erst sich entfaltenden Blättern der Linden leuchtet, ein fast überirdisches Grün.

Nun steigt die Sonne als rote Scheibe auf. Rot wie die Flammen, in denen du verbrannt werden wirst. Ich spüre die Frische des anbrechenden Tages und mache mich auf zu einem Morgenspaziergang, zum ersten Mal ohne dich. Die Sonne hat gestern den Schnee geschmolzen, ich finde Spuren von dir. An der Hausecke entdecke ich im Kies die Abdrücke deiner Pfoten, kleine Mulden, in denen sich das Morgenlicht besonders weich sammelt, Lichtmulden, Negative deiner weißen Pfoten. Was für ein kostbarer Schatz! Sie spiegeln sich in meinen Augen und formen auf meiner Netzhaut Mulden aus Zärtlichkeit. Auf dem Kies lag doch Schnee, wundere ich mich. Wie schwer musst du gewesen sein, dass die Last deines Gewichts sich durch den Schnee in den Kies einformte. Welch ein Glück, dass die Steinchen hier am Hausrand nicht ebenmäßig verteilt sind, so dass sich eine dickere Unterlage für deine Abdrücke bilden konnte.

Ich bin auf Spurensuche. Draußen finde ich keine weiteren. Wie steht es drinnen? Da, wo du jetzt liegst, sehe ich an der Wand die Abzeichnungen deiner feuchten Nase, eine dunkle Wellenlinie im Weiß. Ein Außenstehender würde es als Schmutz bezeichnen, für mich ist es eine Verzierung.

Ein weißer Lieferwagen mit dem dezenten Schriftzug „Tierkrematorium Haller“ ist angekommen. Ich begrüße eine sympathische Frau. „Hefti“, stellt sie sich vor. „Ich bin selbst auf einem Bauernhof aufgewachsen. Damals hatte ich es mit lebenden Tieren zu tun, jetzt kümmere ich mich um die toten.“ Wir sitzen an unserem Küchentisch und bestimmen den Zeitpunkt, wann dein Körper den Flammen übergeben werden soll. „Ist es wirklich eine Flamme?“, will ich wissen. „Ja. Bei uns ist es ein Ölbrenner.“ – „Und wie lange dauert es?“ – „Wie schwer ist sie denn?“ – „Ungefähr vierundzwanzig Kilo.“ – „Dann etwa zwei Stunden. Und danach noch zwei Stunden, bis der Ofen abgekühlt ist und ich ihn öffnen kann. Er wird ja auf 800° Celsius erhitzt.“

Wie lange sollen wir dir und uns noch Zeit geben bis zu den Flammen? frage ich mich. Ich zähle leise die Möglichkeiten auf. Bei Montagmorgen macht es „Ping“ in meinem rechten Ohr. Fast hätte ich diesen weichen und doch klaren Ton überhört. Er erscheint mir wie ein Zimbelklang aus einer anderen Welt, und ich sage mit Bestimmtheit: „Montagmorgen ist die beste Zeit. Wir brauchen diese drei Tage noch. Garantieren Sie uns bitte diesen Termin, wir möchten uns von hier aus auf das Geschehen einstimmen.“ – „Darauf können Sie sich verlassen“, antwortet Frau Hefti, und ich vertraue ihr.

„Wie sieht es denn im Tierkrematorium aus, wo sie jetzt hinkommt?“, möchte ich wissen. „Es ist ein Kühlraum, darin sind ein paar Behälter. Sie wird in einem davon liegen. Und sie ist nicht ganz allein, in einem anderen wartet noch eine Katze.“

Ich sehe Patty einsam in ihrem Behälter liegen. „Wir möchten ihr etwas mitgeben, von jedem von uns einen Stein.“ – „Soll ich die mit in den Ofen geben? Ich kann Ihnen nicht garantieren, dass sie die Hitze überleben werden.“ – „Kommt denn ihre Asche und die Knochen in die Urne?“ Frau Hefti schaut mir direkt in die Augen: „Was übrig bleibt, sind nur die Knochen. Es gibt gar keine Asche. Was ich ihnen als Asche in die Urne lege, sind die Knochen, die ich zuerst mahlen muss.“ – „Ach, so.“ Ich versuche mir das Häufchen gemahlener Knochen vorzustellen. Alles andere ist dann einfach weg? Ich starre ins Leere. Ist das wirklich alles, was nach den Flammen von uns übrig bleibt? „Was sollen wir tun?“, frage ich Dennis. „Lass uns die Steine nicht in den Ofen mitgeben. Sie sollen Patty bis davor begleiten und sie danach wieder in der Urne empfangen“, sagt er bestimmt. „Glaubst du nicht, dass sie sich im Ofen einsam fühlt? Braucht sie die Steine nicht gerade dann am meisten, wenn die Flammen kommen?“ – „Nein, das glaube ich nicht. Sie überbrücken die

Flammen." Ein Schluchzen steigt in mir hoch. Es ist ein warmes Gefühl, es füllt die Kälte der Kluft zwischen Leben und Tod, bevor ich sie zu spüren bekomme, mit einer lebendigen Wärme.

Wir suchen die Steine aus: von Dennis ein ägyptischer Stein aus Sakkara, von Tim ein Bergkristall und von mir ein Amethyst. Sie sind die Bausteine eines sich unwillkürlich weiter gestaltenden Rituals. Sie werden das Letzte sein, was neben dir liegt, bevor dein Körper den Flammen übergeben wird; sie werden auch die Ersten sein, die das, was nach dem Flammenmeer noch von dir übrig ist, wieder begrüßen werden.

Aufbahren

Frau Hefti kommt mit einer Tragbahre zurück, ein Aluminiumrahmen, darin aufgespannt ein blaues Plastiktuch. Es gibt mir einen Stich ins Herz. Jetzt wird es endgültig. Nie mehr werde ich dein seidenweiches Fell berühren können, nie mehr deinen Körper so lebensnah vor Augen haben. Das „Nie" weitet sich aus zur Unfassbarkeit. „So, heben wir sie zusammen auf", durchbricht Frau Hefti meine Gedanken. „Am besten mit den beiden Matten, auf denen sie schon liegt." Ich bücke mich mechanisch und ergreife die zwei Zipfel der blauen Matte an deinem Kopfende, Frau Hefti die anderen zwei. Wir tragen dich zur Bahre hin, die im Eingang liegt. So in der Luft gehalten, formt deine Schwere eine Mulde in das Tuch. Du kommst etwas schief zu liegen, und nun rinnt aus deinem After noch etwas Ausfluss auf den Teppich, und bei der nächsten Bewegung fließt dünn ein rötlich-weißer Saft aus deinem Mund, der scharf und säuerlich riecht, ein ganz anderer Geruch als je aus deiner Schnauze kam, er riecht fremd. Dein Inneres ist mir fremd geworden. Es ist nicht mehr warmes Leben, das sich erneuert, es hat etwas Abgestandenes. Mir wird klar, dass dein Körper jetzt einem Ort zugehört, wo Verwesung stattfindet.

Wir rollen dich vorsichtig von deiner Matte auf die Bahre und bergen dich dort in ein gräulich-weißes Tuch, genauso grau wie deine Nasenspuren auf dem Weiß der Wand. Tönungen von Weiß und Grau prägen sich mir ein, ich sehe vor meinem inneren Auge ein Schnee-Wand-Spuren-Tuch-Relief, das deine Reise vom Schnee zum dich nun bedeckenden Tuch aufzeigt. Frau Hefti zieht es dir über den Kopf. Das kann ich nicht ertragen, ich falte es wieder auf, so dass dein Kopf hervorschaut, ein kleines goldbraunes Dreieck, das aus dem Leichentuch ins Mittagslicht herausragt.

Ich nehme den kleinen Beutel zur Hand, worin die drei Steine liegen, und neige mich über dich. Sorgfältig schiebe ich ihn zwischen dem Tuch und deinem Körper hinunter bis auf Herzhöhe. Mit einer allerletzten zärtlichen Bewegung ziehe ich meine Hand deinen Körper entlang wieder unter dem Tuch hervor, so behutsam, wie ich es beim Streicheln über deinen Kopf so oft geübt hatte.

Leere

Draußen leuchtet uns die Sonne entgegen, sie bescheint deinen Kopf, als wir dich hinten im weißen Raum des Lieferwagens abstellen. Noch einmal leuchtet er golden auf. So zart ist sein Ausdruck, so friedlich. Ich kann nicht lassen von diesem Anblick.

„Darf ich mitfahren und mich hinten zu ihr setzen?", frage ich Frau Hefti zögernd. „Nein, das ist nicht erlaubt. Sie müssten vorne neben mir sitzen." Ich reiße mich mit aller Kraft zusammen. Ein letzter Blick auf dich, dann schiebe ich die Tür mit einem Ruck zu.

Als du weggefahren wirst, winken wir dir auf deiner letzten Fahrt noch zu, als du schon längst hinter der ersten Kurve verschwunden bist.

Wie leer das Haus ist, als wir wieder durch die Tür treten. Ich sehe die weiß-rötliche Spur auf dem Teppich. Sie riecht säuerlich. Kostbar erscheint sie mir nun, denn sie ist noch von dir. Der Ort, wo du so lange gelegen hast, bis soeben noch, ist von deinem Körper entleert. Die Atmosphäre im ganzen Haus muss sich über dieser Leere neu einpendeln.

Dennis und ich versuchen diese Leere zu gestalten, wortlos und spontan füllen wir den Platz, wo deine Decken lagen. Ich lege eine frische blaue Matte hin, in ihrer Mitte stelle ich die weiße Kerze auf. Rechts davon, in den Norden, legt Dennis dein Halsband mit der soeben neu gelösten dreieckigen Hundesteuernummer aus Messing hin, sie glänzt noch hell und ungebraucht, ich erkenne die Zahl 4131 darauf. Neben sie platziere ich eine Blumenschale, gefüllt mit Primeln und Osterglocken. In Richtung Süden, links von der Kerze, stellt Dennis unser Lieblingsbild von Tim und Patty auf, dazu den weißen Jasmin. Vor die Kerze, in den Osten, lege ich einen Teller mit vierzehn Teelichtern hin, eines für jedes Lebensjahr, auch für das angebrochene. Und zuletzt holt Dennis für den Westen unsere honigfarbene Küchenkerze.

So ist auf dem Fußboden eine Art Altar für dich entstanden. Auf einmal verstehe ich das Bedürfnis, für die Verstorbenen einen Hausaltar zu errichten: Es ist ein Ort der Dankbarkeit. Ich habe das Gefühl, dass unser Dank die tiefe Ruhe, die von dir ausging, wieder neu hervorbringt. Ich zünde alle Kerzen an und wir setzen uns dazu, Dennis auf einen Stuhl, ich auf den untersten Treppenabsatz. Gemeinsam mit Blumen und Kerzen, Bild und Halsband begrenzen wir in allen vier Himmelsrichtungen einen Raum, wo wir langsam mit unserer Erinnerung ankommen können.

Klagen

Die Eindrücke des Tages ziehen an mir vorbei. Haben wir richtig gehandelt? Ich sehe dich in einer gekühlten Box im Tierkrematorium vor mir liegen. Ist es gut, dich da drin warten zu lassen? Ich erinnere mich, wie du ein einziges Mal in deinem Leben in einem Käfig lagst, im Tierspital, du musstest operiert werden, weil du dein rechtes Sprunggelenk gebrochen hattest. Ich nahm dort schweren Herzens von dir Abschied und sah dich dabei von der Seite an. Du saßest in dem vergitterten Behälter vor Schreck aufrecht da und gabst keinen Laut von dir, während daneben ein kleiner Hund rastlos in seinem Käfig auf und ab sprang und herzzerreißend heulte. Als ich dich nach einigen Tagen wieder abholen konnte, fand ich dich in deinem Käfig in derselben Haltung vor. Du wandtest mir deinen Kopf nicht zu, als würdest du mich nicht mehr kennen. Auch auf der Fahrt bliebst du aufgerichtet sitzen wie eine Statue. Erst als wir wieder zu Hause ankamen, an deinem wohlvertrauten Ort, sprangst du aus dem Auto und begrüßtest Dennis und Tim. Die Mittagssonne beschien dich und ließ dein Fell aufleuchten. Da begannst du uns draußen vor der Esche deine Leidensgeschichte zu erzählen, du erzähltest und erzähltest mit viel Modulation in deiner Stimme, in einer klagenden Melodie, auf und ab, in einer Sprache, die uns mitten ins Herz traf und uns daher Ton um Ton verständlich war. Noch einige Nächte lang legtest du dich nicht zum Schlafen hin, sondern verharrtest aufrecht in deinem Bett, mit erhobenem Kopf, würdevoll wachend. Du konntest dich nicht mehr entspannen. „Posttraumatische Belastungsstörung“ hätte der Psychologe diagnostiziert. Der Angstreflex saß dir noch in den Knochen und ließ die Muskeln erstarren. Da half alles gute Zureden nichts. Erst nach einigen Tagen, als du dir sicher warst, dass alles hier beim Alten bleibt, konntest du dich wieder mit Vertrauen füllen, und erst als diese Botschaft dein Innerstes erreichte, konnte auch der Schlaf dich wiederfinden.

Es war das einzige Mal in deinem Leben, wo du fern von uns an einem anderen Ort verweilen musstest. Jetzt ist es das zweite Mal. Und dieses Mal kehrst du nicht zurück.

Sonnenaufgang

Heute Morgen stehe ich um vier Uhr auf, der Morgenstern grüßt mich durchs Fenster. Zuerst gehe ich zu dir, um nach dir zu schauen, wie jeden Morgen seit fast vierzehn Jahren. Zum ersten Mal liegst du nicht mehr da. Doch gestern Abend haben wir den leeren Ort angefüllt. Ich zünde alle Kerzen an und setze mich dazu. Erstaunlich, welche Ruhe sich von hier ausbreitet, obwohl es ja nur ein Durchgangsraum ist, der kleine Boden vor den ersten Treppenstufen.

Seit du nicht mehr Treppen steigen konntest, hast du bis zuletzt auf deinen Teppichen im Treppenhaus geschlafen. Wenn sich etwas oben in unseren Schlafgemächern rührte, hast du die Ohren gespitzt, stets mit uns verbunden, eine treue Hüterin.

Früher, als du noch jung warst, bist du jeden Abend leichtfüßig alle Stufen zu uns hochgestiegen und hast in unseren Zimmern nachgeschaut, ob wir schon im Bett sind und alles in Ordnung ist. Und erst wenn das so war, bist du wieder hinuntergesprungen und hast dich in deinem Bett zur Ruhe gelegt.

Jetzt steigt zum ersten Mal, seit du nicht mehr bei uns bist, die Sonne auf. Ich öffne das Fenster und bündle ihre Strahlen in mir, schicke sie in deinen kühlen Behälter, wo du liegst und auf die Kremation wartest. Ich kann es kaum ertragen, dich mir dort vorzustellen. Trotzdem versuche ich es, sehe wie hinüber zu dir, halb wachend, halb träumend. Die Totenstarre hat sich wieder gelöst, entspannt liegst du da, die drei Steine um deinen Kopf. Ich sehe zuerst den ockerfarbigen Stein aus Sakkara. Dennis hat ihn aus dem Wüstensand vor der ältesten Steinskulptur der Welt aufgehoben, er ist durchtränkt mit ägyptischem Sonnenlicht. Neben ihm, in der Mitte, liegt zart schimmernd der violette Amethyst. Wie oft habe ich ihn beim Schreiben in der Hand gehalten, um meine Inspirationskraft zu bündeln. Jetzt liegt er wie eine kleine Barke direkt vor deiner Stirn. Auf der anderen Seite steht die kleine Kristallpyramide von Tim. Ocker, Barke, Pyramide.

Ich habe früher viel über die alten Ägypter gelesen und auf einer Reise ihre Gräber besucht. Nun vermischen sich diese Eindrücke zu einer Vision von dir. Dein Behälter verwandelt sich vor meinem inneren Auge in eine ägyptische Felsengruft. Da liegst du, zwar ohne Sarkophag und auch nicht mumifiziert, aber an deinem Kopfende von den drei Steinen beleuchtet, abholbereit für den Sonnengott. Am anderen Ende erblicke ich wie im Traum Anubis, den Wüstenschakal, der die Toten bewacht und dir ähnlich sieht, nur ist er nicht goldbraun, sondern schwarz. Die Kristallpyramide, die sich nach unten zur Erde hin weitet, balanciert nun plötzlich auf ihrer Spitze eine umgekehrte Pyramide, die sich nach oben zum Himmel hin öffnet. Sie weist dem Sonnengott den Weg zu dir. Hier kann er dich finden, wenn er bei uns untergeht und bei dir, im Totenreich, aufgeht. Hier kann er dich wieder zum Leben erwecken. Dann treibst du mit all den anderen Auferstandenen in deiner violetten Barke auf dem Fluss des goldenen Jenseits dahin, bis der Sonnengott wieder bei dir untergeht und du von dem bei uns sinkenden und bei dir aufsteigenden Mond abgeholt wirst. Während es bei uns Tag wird, übergibt er dich wieder dem nächtlichen Totenreich zum Schlaf, so wie all die anderen Lebewesen auch, die sich soeben noch auf der Lebensader des Jenseits ihrer Erweckung erfreuten.

Die Symmetrie meiner ägyptischen Vision beruhigt mich. Sonnenaufgang und Monduntergang bei uns bedeutet Sonnenuntergang und Mondaufgang bei dir. Sobald wir auf unserer Seite des Lebens von den goldenen Sonnenstrahlen erweckt werden, wirst du auf deiner Seite vom mondenen Licht wieder in den Tiefschlaf gebettet. Während ich diesem Kreislauf folge, vollzieht sich in mir eine runde Bewegung.

Verlust

Du bist immer noch im Krematorium in dem gekühlten Behälter. Gerade habe ich die letzte Wäsche von dir aufgehängt, ein gelbes Handtuch, mit dem wir Regen und Schnee von dir abgetrocknet haben, den blauen Teppich und das flauschige Fell, auf denen du zuletzt gelegen hast und in denen wir dich auf die Bahre hoben. Die Spuren der Flüssigkeiten, die da aus dir herausgeronnen sind, rochen immer noch säuerlich, bevor ich alles der Waschmaschine übergab. Sie berührten mich, es waren die letzten Gerüche von dir. Jetzt duftet alles einheitlich nach Waschmittel. Ich entdecke mit Wehmut, wie noch ein paar vom Wasser zusammengeklebte Haare an deinen Sachen hängen. Spurensuche, das ist es, was mir von dir von nun an übrig bleibt.

Es ist Sonntagmorgen, der zweite Morgen, an dem du nicht mehr zu Hause bist. In meinem Körper sind noch alle Bewegungsabläufe gespeichert, die zum Leben mit dir gehörten: Ich horche auf, ob du schon wach bist, wenn ich aufstehe, ich gehe wie gewohnt die Hintertreppe hinunter in die Küche, um dich nicht zu wecken, dort greife ich automatisch nach dem Kühlschrankgriff, um den Hüttenkäse herauszunehmen und für dich anzurichten, dann möchte ich die Küchentür öffnen und nach dir schauen.

Wie lange werden all diese Reflexe noch in mir bleiben? Schmerzhaft verweisen sie auf deine Abwesenheit. Ich gehe zu deinem Platz und zünde die Kerzen an. Dann setze ich mich auf den untersten Treppenabsatz, blicke auf die versammelten Gegenstände und singe dir zu, wie damals, als du noch hier vor mir saßest. Von der Wärme der Kerzen bewegt, wiegen sich die langstieligen Osterglocken in der Blumenschale.

Wie sehr vermisse ich dich! Trotz des Zuspruches der Blumen beginnt dieses Gefühl mich auszuhöhlen. Und an den Rändern der Höhle setzen sich Vorwürfe an. Hätte ich dir doch beim Sterben beigestanden! Viele Fragen tauchen auf. Hast du mit dem Sterben auf mich gewartet, bis ich aufstehen und zu dir kommen würde? Und dann bin ich nicht gekommen? Hast du dich nach mir gesehnt und ich war nicht für dich da? Oder brauchtest du beim Sterben keine Berührung und keine Verankerung mehr im Außen? Ich denke an Tims Geburt zurück. Ich musste beim Gebären mich selber und das Kind durch den Geburtskanal stoßen, ganz nach innen gekehrt – musstest du dich vielleicht auf eine ähnliche Weise durch den Sterbekanal stoßen, deine Augen tief nach innen gewendet?

Es schmerzt mich, dass ich bei deinem Sterben nicht dabei sein konnte. Warum kann ich nicht loslassen von all den Gedanken? Warum wollte ich so sehr bei dir sein? Ich kann das Geschehen nicht so annehmen, wie es war. Hängt dies mit Monikas Sterben zusammen? Weil ich Monika dabei unterstützen konnte? Ich klammere mich an ein Wunschbild von Sterben und missachte, dass ein natürlicher Tod und auch sein Zeitpunkt sehr intim und geheimnisvoll sein können.

Obwohl wir auf dein Sterben schon lange vorbereitet waren, geschah es dann doch plötzlich. Erst jetzt, wo das Tun rund um deinen Tod verstummt, spüre ich über der Leere intensiv die Trauer hochsteigen. Ich gehe nach oben, lege mich ins Bett und überlasse mich den Tränen. Sie fließen aus mir heraus und wärmen mich zugleich von innen. Sie verlangsamen mich, vertiefen mich und weiten mich so sehr aus, dass ich dir darin ganz nahe kommen kann. So bahnt sich, mitten im Schmerz, dennoch ein Glücksgefühl über die wiedergefundene Nähe an.

Lebenslustlinien

Im Schrank finde ich deinen gelben Tennisball. Im letzten Herbst bist du ihm noch nachgejagt. Ich sehe dich wieder vor mir, wie du dem Ball nachspringst, wie du den Hang hinunter auf eine Katze zu rennst oder den Hang hinauf eine Krähe verfolgst. Wie du dich unter der Linde auf den Rücken legst und in der Wiese räkelst, voller Lust, voll Wollust. Wie du mich überallhin, bei all meinen Verrichtungen draußen begleitest. Wenn ich im Garten arbeite, setzt du dich vor den Hag ins Gras und schaust in die Ferne; wenn ich den Garten verlasse, spürst du es, ohne den Kopf zu wenden, stehst auf und kommst wieder getreu an meine Seite.

Wir haben zusammen alle Jahreszeiten deines Lebens durchlebt. Und während ich mich weiter durch dieses Jahr bewegen werde, durch das Jahr, in das hinein du gestorben bist, werde ich die gemeinsamen Erinnerungen in den Jahreszeiten der Natur einsammeln.

Hält die Natur uns beide noch immer umfangen? Sie ist durchwirkt von unseren Lebenslustlinien. Was wollte sie uns beim letzten Spaziergang sagen? Wieder erreichen mich die Tränen, nun sind es Tränen der Dankbarkeit. Die Natur offenbart sich als das, was sie für uns beide schon immer war und in der Erinnerung bleiben wird: als ein lebendiges, uns tragendes Gefäß, rund um uns herum und über uns und unter uns.

Aufgabe

Tieratem

Mitten in der Nacht empfinde ich eine tiefe Ruhe, die vom Ort deines Sterbens ausgeht. „Was für ein Friede breitet sich in uns aus! Er erfüllt das ganze Haus“, staunte Dennis gestern. „Ich glaube, Pattys Botschaft an uns heißt: Werdet langsamer.“

Ich habe diesen Friedenston nach der Geburt von Tim und auch nach Monikas Sterben erfahren. Dennis hat Recht, wir müssen Pattys Botschaft folgen und uns viel mehr Ruhe gönnen. Wie ich mich im Bett liegend an unser Gespräch erinnere, habe ich plötzlich die Empfindung, als säßest du auf meinem Bauch, als gehe dein tiefer, ruhiger Tieratem in mich über und erfülle mich mit einem großen Wohlsein, das bis in alle Zellen ausstrahlt. Dieses Gefühl werde ich morgen gebrauchen können, wenn du den Flammen übergeben wirst.

Flammen

Der Morgenhimmel ist flammend rot. Dennis und ich sitzen in Korbsesseln bei deinem Sterbeplatz. Wir haben es uns bequem gemacht, denn es wird länger dauern. Alle Kerzen brennen. Wir wollen dich von hier innerlich begleiten in dem, was nun im

Krematorium geschieht. Du wirst aus deinem gekühlten Behälter herausgehoben und in einen anderen Container hineingeschoben. Nur die drei Steine bleiben zurück. Die Tür geht hinter dir zu. Sie besteht aus einem festen Stoff, der stärker ist als Feuer.

Wo ist deine Seele in diesem Moment? Folgt sie dem Körper und schaut zu? Wartet sie bei den Steinen? Ist sie bei uns, bei den Kerzen und Blumen? Oder an allen drei Orten zugleich? Es wäre für mich unerträglich, sie mir noch in diesem gekühlten Körper vorzustellen, bei dem, was jetzt geschieht.

Der Ölbrenner wird dicht an deinem Körper angefacht, die Flamme ergreift ihn, das rotgolden aufleuchtende seidige Fell, deinen weißgoldenen, flackernden Kopf mit den feinen Gesichtszügen, deinen rosa Bauch mit den kleinen Zitzen und dem zarten Flaum, deine weißen, von dir noch sauber geleckten Pfoten. Ich muss mich von dem Bild losreißen, zurück in mein Herz. Und von dort steigt, nun verwandelt, dein Lieblingslied in meine Kehle auf und singt aus meinem Mund:

Da haben die Flammen Rosen getragen
als Patty Gold durch das Feuer getragen
da haben die Flammen Rosen getragen

Ich singe es wieder und wieder. Ich schaue auf die Lichter, die wir umrahmen: Dennis, ich, die Frühlingsblumen, das Bild von Tim und dir. Die Kerzen flackern uns zu. Eine Wärme strahlt von diesem Ort aus, in der wir uns alle berühren.

Wie ich am nächsten Morgen noch im Dunkeln aufstehe, starre ich in die Leere des Treppenhauses. Ich fühle mich verlassen und bin wieder schreckhaft geworden. In der Nacht war ich dem Albtraum ausgeliefert, überfallen zu werden. Ein Mann stand mir gegenüber, den Gewehrlauf auf mich gerichtet. Erst jetzt realisiere ich, wie sehr mich deine Gegenwart beschützt hat, obwohl du schon so alt warst. Es war nicht deine Muskelkraft, es war dein ruhiges Wesen, dein tiefes Atmen. Es hat das Haus mit einem unsichtbaren Puls erfüllt, in den wir alle eingebettet waren, auch wenn wir weit verstreut unseren verschiedenen Tätigkeiten nachgingen. Du bliebst der ruhende Pol, auf ihn richteten sich unsere inneren Kompassnadeln aus, ohne dass wir es bemerkten.

Es wird mir auch erst jetzt bewusst, wie sehr es mich beruhigte, dass du den Raum rund um das Haus überwachtest. Mit für uns unsichtbaren Antennen horchtest du in ihn hinein und spitztest deine Ohren schon bei für uns unhörbaren Geräuschen. Du riefst uns zu, wenn etwas vor sich ging, das wir wissen sollten. All diese Dienste hast du fast vierzehn Jahre lang für uns geleistet, unabhängig davon, ob wir sie anerkennen. Haben wir dir je dafür gedankt? Für uns waren sie selbstverständlich. Für dich war es wohl instinktive Treue.

Erscheinungen

Jetzt, nachdem dein Körper nicht mehr existiert, erscheint am Himmel das erste Morgenrot. Ich werde den Aufgang der Sonne genau beobachten. Ich will wissen, in welcher Mulde, zwischen welchen zwei Bergspitzen sie heute erscheint. Die Namen der Berge werde ich ausfindig machen. Ich möchte mich wieder daran erinnern können, in welcher Naturarena die Sonne mich an diesem Tag begrüßt hat. Und für einen Moment werde ich mich ihrer Bahn anschließen.

Ich warte auf den Sonnenaufgang und stütze die Ellbogen auf den Tisch. Dann lege ich den Kopf in meine Hände und schaue aus dem offenen Fenster in die Weite, das Kinn etwas angehoben, die Nase in die Luft gestreckt. Als würde ich schnuppern, denke ich, in die Welt hineinschnuppern. Ich habe das Gefühl, du schnupperst durch mich hindurch. Es ist, als würden Riechen und Sehen in eins verschmelzen. Obwohl ich schaue, ziehe ich das Naturgeschehen mit der Nase ein. Das „Riechen-Sehen" gleitet dabei in meinen Bauch hinunter, es füllt zuerst die Lungenflügel, dann den ganzen Brustraum und danach den Bauch. Jetzt verstehe ich, weshalb eine solche Ruhe von dir ausstrahlte, wenn du vor mir in der Wiese saßest und ins Gelände schautest. Du zogst die Welt durch deine Nase ein, tief in dein Bauchgefäß. Dort wurde sie gewiegt vom Auf und Ab deines Atems, eingebettet in dein instinktives Urvertrauen.

„Wo bist du?", rufe ich dir in der nächsten Nacht flehend zu. Ich bin ruhelos und kann nicht schlafen. „Komm wieder zu mir", bitte ich dich. Daraufhin erscheinst du mir. „Danke, dass du da bist", sage ich. Ich versuche mit all meiner Vorstellungskraft, dir in die Augen zu schauen, und es gelingt. Sie sind blau-braun-schwarz transparent und gewähren eine Öffnung in dich hinein. „Danke", höre ich dich zu mir sagen, „es hat gut getan, wie du mit deiner warmen Hand meinen Bauch gehalten hast, nachdem ich gestorben war. Jetzt kann ich dir etwas davon zurückgeben. Spürst du mein Gewicht?" – „Ja, ich spüre es. Es ist ein Lichtgewicht."

Ich wundere mich, wie du jetzt sprechen kannst. Benutzt du meine Menschensprache, so wie ich gestern mit deiner Hundenase roch? Sprichst du mit meinen Worten durch mich hindurch? Können sich nach deinem Tod der Menschwesenskern in dir und der Tierwesenskern in mir so nochmals neu begegnen?

Ich höre dich weiter zu mir sprechen: „Du hast mich bei meinem Tod beschützt. Ich fühlte mich geborgen, wie ich in deine warmen Hände hinein abkühlen konnte.“ So bist du also nicht in eine Leere hinaus erstarrt, denke ich, sondern in meine bergende Wärme. Deine Totenstarre wurde in mein pulsierendes Leben hineingeboren.

Der Vorgang deiner Totenstarre lässt mich nicht los. Hast du dich beim Erstarren ins Innerste zurückgezogen und dort deine Wärme immer mehr verdichtet und in Licht verwandelt? Bist du dann in diesem Licht aus deinem Körper hinausgeschlüpft? Wie viel Zeit brauchtest du dazu? Weil ich es nicht wusste, wollte ich dir Zeit gewähren und habe veranlasst, dass du erst einige Tage später den Flammen übergeben wirst. Habe ich richtig gehandelt, dich so lange warten zu lassen? Brauchtest du diese Zeit, um dich vom Körper lösen zu können? Entspricht die Vorstellung, nach der ich gehandelt habe, überhaupt einem realen Vorgang?

Himmelsweg und Erdkanal

Ich sehe dich wieder vor mir bei unserem letzten Spaziergang. Während ich vor der Haustüre stand und auf dich wartete, kamst du aus dem puderig weichen, dunklen, mit Himmelsblau durchwirkten Nebel den Weg herunter auf mich zu. Dabei hatte ich das Gefühl, als wärest du bereits auf zwei Wegen unterwegs, auf einem diesseitigen Weg, der vor unserem Haus zu mir hinunter führte, und gleichzeitig schon auf einem Jenseitsweg.

Auch in deinen nächtlichen Erscheinungen kommst du zu mir herunter. Ist dies geprägt von der Kultur, in der ich aufgewachsen bin, wo das Jenseits oben in einer Art Himmel liegt? Als Kind war ich besonders stark mit dem Bild der Himmelsleiter verbunden. Ich nahm sie wörtlich und sah sie vor mir in der Luft baumeln. Irgendwo auf meinem Weg musste sie sich befinden, so malte ich mir aus. Deshalb hob ich immer wieder meinen Fuß an, um eine erste Sprosse zu erfühlen, denn, so glaubte ich, einmal entdeckt, würde sie mich, obwohl für meine Augen unsichtbar, tragen und ich würde behutsam an ihr entlang tastend in den Himmel steigen und erforschen können, wie es dort im Jenseits wirklich aussieht.

Das magische Bild aus meiner Kinderwelt erheitert mich, gibt mir jedoch keine Antwort auf die Frage, woher du mir erscheinst.

In der folgenden Nacht träume ich von einem Weg, der nicht in den Himmel hinauf, sondern in die Erde hinunter führt.

Du und ich werden gemeinsam gehalten von einer engen Muskelwand. Sie besteht aus kreisförmigen, muskulösen Ringen. Diese bewegen sich und stoßen uns langsam hinunter, wie durch einen Geburtskanal. Das Innere des Kanals wird von einem dämmrigen Licht erhellt, ich erkenne gerade noch die grün-bräunlichen Farben von einer Art Erdschlauch. Wir befinden uns in einem Tunnel, dessen Ausgang nicht im Licht, sondern im Dunkeln liegt. Zum Glück bin ich nicht allein da drin, sondern mit dir zusammen, es würde mich sonst ängstigen, auf diese Weise ins Erdreich hinein geboren zu werden.

Der Vorgang, den ich hier erlebe, ist so real, dass ich beim Aufwachen zuerst gar nicht daran denke, es könnte ein Traum gewesen sein. Vielmehr fühlt es sich so an, als wärest du mir wirklich erschienen und hättest mich in einen Erdkanal mitgenommen. Steigst du etwa in der Nacht von dort zu mir herauf?

Ich forsche nach und finde eine Bestätigung in der Überlieferung der Lakota-Indianer. Seit Generationen erzählen wir uns die Geschichte unserer Entstehung, heißt es da sinngemäß. Wir sind aus der Erde entstanden. Da wohnten wir als Geister. Sollen wir auf die Erde kommen, haben wir uns gefragt. Überlegt es euch gut, wurden wir gewarnt. Wenn ihr dort oben seid, werdet ihr Krankheit, Hunger und Tod erfahren. Wir entschieden uns trotzdem aufzusteigen.

Diese Weltsicht entspricht meinem Traum. Es kommt mir so vor, als würdest du mich zu einer anderen Vorstellung vom Jenseits erziehen, zu einem Übergang, der nicht himmelwärts aufsteigt, sondern erdwärts hinabführt.

Verflüchtigung

Mit einer grünlich blühenden Orchidee in einem erdfarbenen Topf besuche ich deine Tierärztin, um mich bei ihr zu bedanken. Sie freut sich sehr und meint, auch von ihr hättest du beim letzten Mal Abschied genommen. Du hättest ihr den Kopf zugewandt und sie mit einem sanften Blick lange angeschaut. Erst jetzt würde sie diese Begegnung verstehen.

Ich kann es nicht lassen und erkundige mich nach der Todesursache. Sie setzt sich vor ihren Bildschirm und zählt die letzten Untersuchungsresultate auf. Deine Leberwerte seien in Ordnung gewesen, aber du hattest viel zu wenig rote Blutkörperchen. Vielleicht sei dies eine Nebenwirkung der Schmerztabletten gewesen, vielleicht von einer Erkrankung der Milz gekommen. Aber eine Operation in deinem hohen Alter hättest du wohl nicht mehr überlebt. All die messbaren Laborwerte verweisen auf eine Frage, die ich bis jetzt nicht wahrhaben wollte: Hatte deine Seele den Tod schon gerufen?

Trotz unserer Pflege und trotz der vielen Medikamente hat dein Blut nicht mehr in demselben dunklen Rot, der Farbe des Lebenswillens, zu funkeln begonnen. Ich habe es beim Fressen bemerkt, die Lust pulsierte nicht mehr lebensgierig durch dich, so wie früher, von der Schnauze bis zum Schwanz. Zum Schluss hast du nur noch gefressen, weil Sara und ich dir das Essen auf den Fingern servierten, bis du auch davon deinen Kopf wegdrehtest. Diese Art von Futter wolltest du nicht mehr. Du brauchtest Schnee. Schnee war anscheinend die Nahrung, die dich in die andere Welt hinüberführte, die dich mit ihrer Kühle, mit ihrer feinen, flockigen Konsistenz aus deinem Körper in die Atmosphäre hinausführte, ins Feinstoffliche der Luft. Du hast nicht nur an ihm geleckt, du hast ihn in dich aufgenommen, vollzogst sogar eine Kaubewegung, wie um die luftige Materie in ihrer Konsistenz zu erspüren.

Bei deinem letzten Spaziergang standest du vor der Esche, mit einer schnuppernden, weiß gepuderten schwarzen Nase, in einem dunkler werdenden Blau. Dein Schnuppern hatte etwas Träumendes, als würdest du schon hinübergezogen in ein anderes Weiß.

Auf dem Hüttenkäse, den ich noch für dich gekauft hatte, steht ein Verfallsdatum, ich entsorge ihn. So verflüchtigst du dich immer mehr aus meiner alltäglichen Umgebung. Doch an den Rändern des Tages bist du im Reflex noch da: Wenn ich frühmorgens aufstehe und den Lichtschalter im Treppenhaus drücken will, scheue ich zurück – nein, weck Patty nicht auf! Wenn ich den Kühlschrank öffne, will ich automatisch für dich nach dem Hüttenkäse greifen. Und abends, bevor ich schlafen gehe, treibt es mich zu dir hin, um dich zu streicheln.

Der rote Mohn, den wir geschenkt bekommen haben, geht eben auf. Ein Knospenblatt ist auf den Tisch gefallen und liegt nun da: eine Barke, gefüllt mit Licht. Sie hat eine ähnliche Form wie draußen an der Hausecke deine Pfotenmulden im Kies, die jedoch zusehends von Fußgängern zertreten werden.

Zeichen

Heute früh stehe ich auf und zünde alle Kerzen bei deinem Platz an. Der Mond scheint voll und rund und silbern durchs Geäst der jungen Linde zu mir herüber. Ich heiße ihn über den warm und golden flackernden Kerzen willkommen.

Du starbst kurz vor Neumond. Die glänzende Sichel lag am Himmel und wiegte etwas Unsichtbares in ihrer Leere.

Ich steige die Treppenstufen hinauf in mein Zimmer, um zu schreiben. Womit bin ich heute aufgewacht? Ich blicke in meinen noch träumenden Körper, worin etwas wie Licht erscheint. Unwillkürlich steigt dabei die Erinnerung an die Nacht herauf, so als würde alles eben erst geschehen.

Wieder sitzt du mit deinem Lichtgewicht auf meinem Bauch. Ich spüre dein ruhiges, Wärme ausströmendes Tieratmen. Ein fast übersinnliches Wohlgefühl breitet sich aus bis in jede Zelle hinein. In einem schmelzenden Empfinden weiten sich diese aus, wie allerfeinste Spiralen, hinaus in unbekannte Galaxien.

Schlagartig erinnere ich mich an einen früheren Traum. Du warst noch jung und saßest neben einer Art Gefäß. In ihm war eine Spirale sichtbar, die in sich abstieg und wieder aufstieg. Darunter stand der Satz geschrieben: „Patty Gold, die Spiralnebelbewacherin." Eine Magie ging von diesem Satz aus, er prägte sich mir ein, obwohl ich ihn nicht verstand. Ich staune. Auf welch präzise Weise hat sich heute Nacht der damalige Traum erneut zu erkennen gegeben!

Noch ist deine Urne auf dem Postweg, das Paket trägt eine Nummer. „Sie können im Internet genau verfolgen, wo es gerade ist", meinte Frau Hefti stolz. Wir erwarten dich mit der Morgenpost. Wie wird mir zumute sein, wenn du in dieser Form erscheinst? Werde ich mich trauen und die Urne öffnen, um zu überprüfen, ob alles drin ist, deine Asche und die drei Steine, die dich von hier nach dort begleitet haben? Brauche ich die nächtliche Erfahrung, um das auszuhalten?

Um mir die Zeit bis zu deiner Ankunft in der Urne zu verkürzen, blättere ich in einem Biologiebuch. Es handelt vom Licht in unseren Zellen. Das Thema Licht beschäftigt mich. Staunend stoße ich auf eine Darstellung von spiralförmigen Strukturen in den Zellkernen. Auch Gewebe, Knochen, Haut und Haare haben eine Spiralstruktur. Im ganzen Körper, selbst im Gehirn, finden sich Spiralbildungen, auch das Herz ist aus spiralig gewundenen Muskelbändern aufgebaut. Eine bestimmte Abbildung fällt mir besonders auf. Sie zeigt ein Herzgefäß. In ihm ist wiederum eine auf- und absteigende Spirale aufgezeichnet. Sie gleicht dem Gefäß, das du im Traum bewacht hast. Es berührt mich sehr, obwohl ich es nicht genau verstehen kann.

In der Nacht bist du mir noch als Spiralnebelbewacherin begegnet, am heutigen Tag wirst du als Asche in der Urne bei uns eintreffen. Die nächtliche Erfahrung verleiht mir einen Schutz für diese Konfrontation.

Asche

Im Wohnzimmer steht das Paket. Auf dem weißen Karton ist diskret gestylt, aber doch gut lesbar der Absender zu erkennen: Tierkrematorium Haller. Vielleicht hat der Briefträger es bemerkt. Die Vorstellung ist mir peinlich, hat er doch Dennis wortlos und wohl etwas verlegen eine Urne überreicht, ohne dabei von einem Ritual getragen zu werden, und Dennis hat sie genauso wortlos und mit einem Gefühl von Scheu entgegengenommen. Wie anders ist da der Umgang mit dem Tod in anderen Kulturen, gerade auch in Japan, wo der ganze Ablauf von Ritualen unterstützt wird und so keine Scham aufkommen lässt.

Tim ist angereist, gemeinsam wollen wir die Urne bei uns willkommen heißen. Viereckig steht das Paket auf dem runden Glastisch. Etwas zieht sich bei diesem Anblick in mir zusammen. Die Diskrepanz zwischen deiner lebenden Form und diesem Quader ist kaum zu überbrücken. Ich glaube, wir alle kompensieren unser Erschrecken damit, dass wir unser Gespräch rund um die Urne besonders lebhaft gestalten.

Ich packe sie aus. „Wie schön sie ist, aus fein gedrechseltem Holz. Seht die Jahresringe, sie schauen aus wie Holzfellspuren." – „Wer öffnet sie?" frage ich, denn ich scheue mich davor. „Ich mache das", erbietet sich Tim an und hebt den Deckel. Ein durchsichtiger Plastiksack mit Asche kommt zum Vorschein. „Sollen wir sie in die Urne ausschütten?", bringe ich mühsam hervor. „Lassen wir sie doch noch im Sack", meint Dennis.

Wir beschauen die Asche: Aschenschau durch Plastik. Wie körnig sie ist, nicht so fein wie die Asche einer Feuerstelle. So sehen also gemahlene Knochen aus. „Wo sind die Steine?", erkundigt sich Dennis. Ich krame sie unter dem Beutel hervor. Etwas Asche, die obenauf lag, stäubt in die Luft. „Jetzt haben wir soeben etwas Patty eingeatmet", meint Tim belustigt und zugleich erstaunt. Alle drei Steine kommen unversehrt zum Vorschein.

Beigefügt ist eine kleine Tüte. Ich untersuche den Inhalt. Was ist das denn? Zähne? Nein, vier Schrauben, aneinander gereiht an einem Metallstück, der Schiene, die sie seit ihrer Operation in ihrem Sprunggelenk trug. „Also ist sie mit ihr durchs Feuer gegangen und übrig geblieben", meint Dennis. In den Vertiefungen der Schraubenköpfe liegt heller Aschenstaub. Es sieht dekorativ aus, fast wie ein Schmuckstück aus einem archäologischen Fund.

„Was machen wir jetzt mit all dem? Sollen wir die Asche in den Wind verstreuen oder im Garten vergraben oder bei uns behalten?", frage ich in die Runde. „Das müssen wir doch nicht jetzt entscheiden", meint Tim pragmatisch. „Stellen wir sie erst einmal ins Bücherregal." Ich nehme das kostbare Gut in beide Hände und gebe ihm einen Platz in einem freien Regal. Links davon stelle ich ein Bild von Patty auf, weiß beflockt im Schnee, rechts eine Figur des schwarzen Anubis, davor kommen die drei Steine.

Ich denke kurz an Monikas Asche. Sie liegt versiegelt in einer Urne, eingemauert in eine Steinwand, es entspricht ihrem Wunsch. Bei Patty werde ich es anders machen.

Zum Abschluss erzähle ich Tim, dass ich besondere Erlebnisse mit Patty habe, seit sie gestorben ist. Er tippt mit seinem Zeigefinger an die Stirn und meint ernst und bestimmt: „Das spielt sich bei dir alles da drin ab, im Kopf. Patty gibt es nur noch in der Urne." – „Ich habe aber von einem Lakota-Indianer ganz ähnliche Erlebnisse erzählen hören", versuche ich meine Position zu verstärken. Er horcht kurz auf. Ich denke, es könnte ihn später einmal interessieren, doch jetzt geht er nicht auf mich ein. Er strebt vorwärts in seinem eigenen Leben. Patty und die Erinnerung an sie nehmen darin nur den Teil ein, den seine vielen Aktivitäten ihm erlauben. Bei mir ist das anders. Für mich ist sie in diesem Haus und rundherum immer noch sehr präsent, eine treue Begleiterin, Tag und Nacht.

Tim ist abgereist. Ich ziehe mich auf mein Zimmer zurück und fühle mich zurückgelassen und traurig. Zum Ausgleich nehme ich einen Bogen weißes Papier und schreibe einen langen Brief an Sara. Es tut gut zu spüren, wie die Worte aus den Knöcheln meines Handgelenks ins Weiß hineinfließen.

Feuerreflex und Purpur

Wie zufällig spreche ich am Abend mit Dennis nochmals übers Krematorium. „Wie gut, dass es ein kleines Fenster zum Feuer hin gibt. Dann können die Angehörigen, falls sie es wollen, dieses Stadium extremer Verwandlung nachvollziehen und sind danach nicht schockartig mit Urne und Asche konfrontiert." Dennis hält mir eine andere Erfahrung entgegen, von der ich bisher nichts wusste: „Weißt du, ich war einmal selbst Zeuge davon. In der Hitze des Feuers richtete sich der Tote nochmals auf und beugte sich vornüber. Dieses Bild hat mir nicht gut getan. Natürlich weiß ich, dass der Gestorbene es nicht mehr spürt und es nur ein Reflex seiner Muskeln ist, wenn das Wasser des Körpers in der Hitze plötzlich verdunstet." Ich versuche angestrengt mir die Szene vorzustellen. „Geschieht das auch, wenn jemand im Sarg liegt? Wird er da nicht festgehalten?" Ich denke erschreckt an Monika. „ Nein", sagt Dennis, „der Sarg ist doch aus Holz, und die Flammen züngeln zuerst an ihm hoch und verbrennen ihn."

In der folgenden Nacht schlafe ich sehr unruhig. Doch im Übergang vom Schlafen zum Erwachen sehe ich hinter meinen noch geschlossenen Augenlidern eine purpurfarbene Sonnenscheibe. Sie ist schon lange da und leuchtet, zugleich transparent und sinnlich, still und glühend. Der Purpur ist von einer so intensiven Schönheit, dass sich mein Herz öffnet. Ich sehe ein rundes Tor. Wohin führt es? Es lässt sich nicht genau erfassen. Was ich erblicke, ist ein Kreis, der vollendet wirkt. Kann ich durch dieses Tor zu Monika und Patty hinübergelangen? Ich erkenne nichts mehr, im Versuch hinüberzugehen verschwinden Farbe und Form, ich und du.

Als ich beim Erwachen die Augen öffne, erblicke ich staunend wieder die purpurne Sonnenscheibe. Sie erhebt sich gerade über den Bergen und verwandelt ihre Glut langsam zu Gold, bis sich auch hier Farbe und Form auflösen in Licht.

Würdigung

Vor zwölf Tagen haben wir allen Menschen, die dich kannten, deinen Tod mitgeteilt und sie eingeladen, mit uns zusammen deiner zu gedenken, jeder auf seine Weise und an seinem Ort, doch alle zur selben Zeit. Wir stellen dafür die Urne und die drei Steine an deinen Sterbeort zu Blumen und Kerzen. Die Wärme der Lichter steigt zu uns auf, gleichzeitig umfängt uns die Wärme der Menschen, die sich mit uns einstimmen. Ich habe das Gefühl, du würdest neben mir auf der Treppenstufe sitzen und mit Wohlgefallen auf die Kerzen blicken.

Bei Monika gab es Ansprachen, wie es bei Gedenkfeiern üblich ist. Bei dir gibt es keine, doch ich denke über dich nach. Hingabe, Übergabe, Aufgabe. Hingabe trifft auf dein ganzes Leben zu; Übergabe hat deine letzte Zeit bestimmt, du hast uns deinen kranken Körper zur Pflege übergeben und uns zunehmend dein Sterben anvertraut; jetzt heißt unsere Verbindung Aufgabe.

Anfänglich verstand ich darunter, den Dialog mit dir nach deinem Tod weiterzuführen, Brücken zu dir hin zu bauen und wahrzunehmen, wenn du mir darauf erschienst. Jetzt möchte ich an diesen Begegnungen festhalten, ich möchte dich rufen können, wann immer ich es will, ich möchte dich bei mir haben, als „Lichtfellhündin". Doch wie real ist dieser Wunsch? Wirst du dich auch aus dieser Art von Verkörperung verflüchtigen? Zählt es dann zu meiner Aufgabe, dich aufzugeben, dich loszulassen?

„Bleib noch bei mir, ich brauche dich, du meine Gefährtin mit deiner bedingungslosen Liebe", flehe ich dich an. Hatte ich sie auch zu dir? Ich glaube schon. So sehr, wie der Mensch in mir sie zuließ. Oft war sie verdeckt durch meine Geschäftigkeit. Ich spüre, ich brauche sie gerade jetzt, um dich ganz loslassen zu können.

In der Nacht träume ich von einem blauen Bildschirm. Er erscheint vor mir, er gehört zu meinem Computer. Darauf erblicke ich viele Icons, die sorgfältig angeordnet sind. Doch der Ausschnitt, der sich auf dem Bildschirm zeigt, ist kleiner als das Blickfeld, das ich zu Gesicht bekommen müsste, um alle Dokumente einzusehen. Ich weiß nicht, was ich anstellen muss, um das Feld zu vergrößern, sodass ich die volle Übersicht erhalte. Ich starre darauf und halte verzweifelt Ausschau nach den fehlenden Ordnern. Ich versuche die Zeichen an den Rändern des Bildschirms anzuklicken, in der Hoffnung, dies würde entweder den Bildausschnitt vergrößern und die vermissten Icons zum Vorschein kommen lassen, oder sie würden in den Randdokumenten versteckt doch noch auftauchen. Aber sie zeigen sich nicht, wie sehr ich auch suche. Ich muss mich damit abfinden, dass das, was wohl außerhalb des Rahmens liegt, nicht für mich bestimmt ist.

Betrübt erzähle ich Dennis meinen Traum. Er versucht mich aufzumuntern. „Patty hat dich doch sehr inspiriert, du hast so viele Texte über sie in deinem Computer gespeichert, die sehr wohl zu öffnen sind. Sie ist zu einer Hebamme für dein Buch geworden." – „So habe ich also eine Helferin auf vier Beinen, dich mit deinem Stock auf drei und Tim auf zwei. Was für eine kunterbunte Gesellschaft!" Wir lachen uns zu.

„Und auch Sara gehört dazu", meint Dennis. „Immer war sie da und hat uns unterstützt, wenn etwas Wichtiges in unserer Familie geschah, bei Tims Geburt, bei Monikas Tod und auch bei Pattys letzten Tagen. Komm, lass uns mit ihr sprechen." Wir rufen sie an. „Ich habe mich gestern mit euch eingestimmt", sagt sie sogleich, „Patty und auch Monika waren für mich sehr präsent. Ich danke dir für deinen Brief, Mirjam. Was hat dir Patty doch für ein Geschenk gemacht! Jetzt hast du mit ihr all das erfahren dürfen, was du bei Monikas Sterben nicht miterleben konntest, die intensive Zeit vor dem Tod und danach."

Wie viel wir doch von Pattys Sterben gelernt haben! Schon in den Tagen davor haben wir aus einer Vorahnung heraus alles sehr genau wahrgenommen und unser eigenes Ritual entwickelt. Wir haben intensiv von ihr Abschied genommen, haben ihr am Vortag einen frischen Platz zum Sterben vorbereitet und den letzten Abend ganz mit ihr geteilt. Nur das Sterben selber hat Patty allein vollzogen. Doch nach ihrem Tod entstanden ganz spontan, wie aus einer inneren Notwendigkeit heraus, unsere weiteren Rituale: die Totenwache, ihr Aufbahren, die Urnenbeigabe, später der Altar an ihrem Schlafplatz. Wir waren bei der Verbrennung innerlich mit dabei, empfingen ihre Urne und feierten ihr Andenken. Und im Frühling werden wir ihre Asche ausstreuen.

Für mich ist es immer wieder ein Schock, wie hier bei uns mit dem Tod umgegangen wird. Der Tote wird oft sogleich abtransportiert, wir werden von ihm abgeschnitten, wir sehen ihn erst wieder aufgebahrt bei der Bestattung, nachdem er schon tagelang tiefgekühlt war, oder im geschlossenen Sarg oder in der Urne. Er wird so von einem Menschen, der gestorben ist, abrupt zu einem Ding. Dazwischen werden wir in unserer Kultur ohne Rituale allein gelassen.

Ich berichte Sara von einem Einwand, den ich mir schon öfters anhören musste: „Viele, denen ich von Pattys Tod erzähle, sind zwar berührt, finden aber, Patty sei doch bloß ein Hund, und fragen sich, wie man einem Tier so viel Mitgefühl entgegenbringen könne.“ – „Aber Patty war doch ein Teil eurer Familie und ist euch so ans Herz gewachsen“, meint Sara sofort. „Wo ist denn da der Unterschied?“

In den Wind

Seit der Gedenkfeier sind bereits drei Monate vergangen, der Alltag hat uns wieder eingeholt. Doch heute ist ein besonderer Tag: Wir werden deine Asche dem Wind übergeben. In der Nacht hörte ich Musik von Johann Sebastian Bach in einem merkwürdigen Traum.

Ich schlendere einen von Rundbögen überdeckten Gang entlang. Da stoße ich auf ein Tor, das zu einem Saal hin offen steht. Ich schaue etwas scheu hinein, weil diese Tür wohl nicht für mich geöffnet worden ist. Vor mir liegt ein Konzertsaal, hell erleuchtet für eine Probe. Ich trete ein und stelle mich diskret an die Innenwand neben der Tür hin. Der Saal ist leer, nur in seiner Mitte steht ein eigenartiger Aufbau. Zuoberst erkenne ich zwei griechische, von versteinerten Efeuranken umschlungene Marmorsäulen und zwischen ihnen einen erhöhten Sitz. Darauf thront eine klein gewachsene Solistin. Mit ihren etwas kurzen Beinen hält sie den Bauch eines Cellos, das im Verhältnis zu ihrem Körper übergroß wirkt. Links und rechts von ihr, in einer Linie mit den Säulen, ist je eine schmale Treppe aufgestellt, auf der zwei Tiere sitzen, links eine Krähe, rechts ein Hund. Was für ein merkwürdiges Ensemble, denke ich, es müssen wohl die Tiere dieser Solistin sein. Sie verhalten sich ganz ruhig, als wäre ihnen dieser Platz von Natur aus zugewiesen. Mein Blick wandert vom Hund zur Krähe. In dieser Komposition wirken beide Tiere erhaben. Warum sind sie da, in einer Situation, in der eine kulturelle Höchstleistung von einer Solistin erwartet wird? Braucht sie die beiden Tiere links und rechts von sich, um sich in die Musik einzustimmen? Oder beschützen die Tiere sie und ihre Kunst?

Die Cellistin beginnt nun ihre Saiten zu stimmen. Ich spitze meine Ohren. Von Hund und Krähe strömt ein Friede aus, der die Frau und den ganzen Raum umspannt. Von der Ruhe der Tiere getragen, fängt sie jetzt zu spielen an und zieht meine Aufmerksamkeit in ihren Bann. Mit weit ausholendem rechten Arm setzt sie den Bogen an die Saiten und lässt ihn darübergleiten, während der linke Arm leicht erzittert und über Hand und Finger ein zärtliches Vibrato in den nun entstehenden Ton überträgt. Das Zusammenspiel von links und rechts lässt die Wellenlinien einer Musik entstehen, deren Schönheit mir fast den Atem raubt. Die Spielerin zieht mit einem leichten Vibrato in ihrem Finger auf der Saite den Klang tief aus der Erde herauf und sendet ihn mit der dahinfließenden Bewegung ihres Bogens weit hinüber in ein diesseitiges Jenseits, um dann mit einem Schwung den Bogen wieder an der Saite anzusetzen und einen neuen Ton zu gebären, der aus der noch verebbenden Stille entsteht. Ruhig hören die beiden Tiere zu. Und wieder holt sie mit einem horizontalen Streichen ihres Bogens einen Ton vertikal aus der Tiefe der Erde hervor und zieht ihn in den Bauch ihres Instrumentes hoch. Von da aus steigt er mit einem warmen Glanz in ihre Augen auf, die sich mit Begeisterung füllen. Nun erreichen sie mich mit ihrem Blick. Ich spüre, wie die Begeisterung in meinen Augen entfacht wird. Sie verschmilzt mit der Süße des Tons in meinen Ohren und sinkt hinunter in mein Herz und meinen Bauch, bis in meine Fußsohlen und von da in die Erde. Mit einem leichten Erzittern des ganzen Körpers erfasse ich im Hören der Klänge, wie erdgeboren ich bin, und erfahre zugleich im Streichen des Bogens meine Hingabe an den Wind.

An den Wind? frage ich mich. Ist der Traum eine Ankündigung des heutigen Geschehens?

Auf die Welt

Nur wir zwei, Dennis und ich. Tim wollte diesmal nicht dabei sein. Ich trage die offene Urne mit ihrer kostbaren Saat. Die gemahlenen Knochen und Knöchlein liegen als Aschenkörner matt glänzend darin und begrüßen das Morgenlicht. „Wohin sollen wir sie streuen?“, fragt es zögernd in mir. Als hätte Dennis meine Hilflosigkeit geahnt, sagt er entschieden: „Lass uns zuerst ihrem letzten Spaziergang folgen, um die Hausecke zum Brunnen und dann zurück ins weite Rund bei der Esche. Von da aus können wir bis zur Bank weitergehen, wo wir so oft mit Patty zusammen saßen und ins Land hinein schauten." – „Wird die Asche bis dahin reichen?", frage ich bange. „Du kannst sie ja dosieren", meint Dennis.

Wir beginnen unseren Gang. Dennis hält sich am Stock fest, ich an der Urne. Habe ich je schon Asche gefühlt? Eine Scheu lässt die Entfernung zwischen meiner Hand und dir als Asche unendlich weit erscheinen. Doch ich gebe mir einen Ruck. Jetzt bewegt sich meine Hand, überwindet den Abstand und berührt die feine Materie. Wie zart fühlt sie sich an. Ein leichtes Zittern ergreift meinen Arm und lässt zwischen Fingerbeeren und Aschenkörnern ein Vibrato entstehen. Höre ich einen Ton? Eine Krähe fliegt aus den Zweigen der Esche hinunter zum Brunnenrand, um zu trinken. Ich fasse Mut und ergreife etwas Asche, berge sie entschlossen in meiner Faust, hole mit dem Arm weit aus und werfe sie in die Luft hinaus. Ich sehe sie in einem großen Bogen wie einen puderigen Kometen dahinfliegen, im Licht rosa aufscheinen und herunterrieseln. Rieseln, Rieselreif, erinnere ich mich. Zwei Bilder überschneiden sich kurz: der letzte Spaziergang mit dir im Schnee und dieser Frühlingsgang mit dir im Grünen. Was beide verbindet, ist ein zartrosa Ton im Licht.

Ich ergreife die nächste kleine Portion und gebe sie preis an den Wind, sehe sie in Rosatönen durch dic Luft dahinfliegen und sich auf die Erde niedersetzen, wo sie sich, gerade noch sichtbar für meine Augen, mit den dunklen Erdtönen verbindet. Die Krähe fliegt wieder auf in die Luft und setzt sich auf einen Zweig in der Esche, der von ihrem Gewicht leicht wippt. Sie hat dich gut gekannt, wir sind ihr oft begegnet! Warst du der

Hund mit ihr im Traum, habt ihr beide die Solistin beschützt? Was macht es aus, dass die Krähe in ihrem schwarzen Gefieder noch immer von der Esche herunterschaut, während du dich als Aschenstaub auf die Erde legst, wenn ihr doch im Traum vereint wieder als Hund und Krähe auftauchen könnt?

Du bist!

In feiner Dosierung streue ich die Asche weiter aus. Ich komme mir vor wie eine Säfrau, die ihre Saat schwungvoll durch die Luft zur Erde hin auswirft. Dennis geht schweigend neben mir her. Jetzt erreichen wir die Bank und setzen uns nebeneinander hin. In der Urne ist noch etwas Asche, zu wenig, um sie mit Fingern zu fassen. So kippe ich das Gefäß behutsam um und der Rest fällt zwischen uns auf die Erde, wo du so oft zu unseren Füßen gesessen hast. „Ich sehe sie noch vor mir liegen wie immer“, meint Dennis. Wir lehnen uns aneinander. Unsere gemeinsame Wärme nährt und schützt mich.

Mit seidigem Schimmer bist du als Asche durch die Luft geflogen, hast ihr einen rosa Ton verliehen und dich dann mit einem weichen Glanz auf der Erde niedergelassen. Durchflutet und befeuert von Licht, bist du in der Luft hingenommen worden und wirst beim nächsten Regen von den Wassern des Lebens mitgetragen und von der Erde aufgenommen werden. Feuer, Luft, Wasser, Erde – überall wirst du sein, im Zusammenspiel der Elemente, überall kannst du mir wieder begegnen.

Ich schaue den nahen Waldrand entlang ins vielfarbige Grün der Bäume. Jeder zieht kraftvoll seinen Saft mit einem anderen Grünton aus der Erde hervor. Ich spüre die Töne in all den sich entfaltenden Blättern vibrieren. Sie bilden einen Teppich aus vielen übereinander geschichteten, zart sich öffnenden Fächern. Genauso kraftvoll hat letzte Nacht die Cellistin die Töne aus der Erde heraufgezogen und in sich übereinander fächernden Melodien schwingen lassen.

Woher kommt die Kraft in all den Bäumen, all den Pflanzen, die sich in einer nicht zu fassenden Vielfalt von Farben und Formen entwickeln? Wie klingen mir all die Farbtöne entgegen, entstanden aus der Tiefe der Erde. Mit welcher Begeisterung fangen sie das Licht hier oben ein. Die Lakota-Indianer kommen mir wieder in den Sinn. Haben sie diese Begeisterung gekannt und aus ihr heraus all die Geister im Erdreich erspürt?

Ich beginne eine Musik zu hören. Jeder Grashalm, jedes Blatt hat seine eigene Schwingung aus Erdton und Lichtton. Ich höre eine Symphonie, viel größer als alles, was ich mit meinen Sinnen je erfassen kann.

Diese Musik, verstehe ich plötzlich, ist die Grundschwingung eines diesseitigen Jenseits. Der blaue Bildschirm aus dem Traum taucht wieder vor mir auf. Völlig unerwartet hat sich sein Rahmen nun doch ausgedehnt. Es sind zwar keine Dokumente jenseits von ihm zu öffnen, doch die diesseitige Bildfläche hat sich auf eine erstaunliche Weise vertieft und zugleich erweitert.

Bist du?

Langsam dunkelt es ein. „Schau“, sagt Dennis, „da oben ziehen Wolken über Wolken.“ Ich lege den Kopf in den Nacken: blauschwarzes Gewölk, über das weiße Wolkentürme aufsteigen. Dazwischen schaut der Himmel hervor und lässt je nach Wolkenfeldumgebung sein Blau heller oder dunkler, wärmer oder kälter erklingen, die Himmelsausschnitte erscheinen dabei einmal näher und einmal ferner. So lächelt mich zwischen den ziehenden Wolkenfeldern ein Himmelsrelief aus Blautönen an.

Meine Augen schweifen über die Hänge zum See hinunter. Die Sonne erhellt die einen Hügel, Wolken überschatten die anderen. Licht- und Schattenfelder fügen sich ineinander und spiegeln die Vorgänge am Himmel.

Ich betrachte Dennis von der Seite. Sein Gesicht ist gealtert, schmaler geworden, transparenter. Für einen Moment sehe ich bis in sein Innerstes. Wie viel Zeit haben wir noch zusammen?

„Komm, lass uns heute noch hinauf auf die Alp gehen", sage ich nach einer Weile. Auf der Hinfahrt geraten wir in einen prasselnden Regen. So müssen wir unseren Plan aufgeben und halten vor dem sich mit Autos füllenden Kirchplatz des nächsten Dorfes an. „Was ist denn hier los?", frage ich zwei Leute. „Keine Ahnung, wir sind nur Parkplatzanweiser", wimmelt uns der eine ab. Der andere zeigt einlenkend auf einen vor der Kirche stehenden weißen Lieferwagen. Ich schrecke auf. In einem solchen Wagen wurde Patty abgeholt. Doch ein anderer Name sticht mir aus seiner Aufschrift ins Auge: Johann Sebastian Bach. Wir steigen aus und stellen uns in der Menschenschlange vor der Kasse an. Für die Empore gibt es noch Karten.

Wie wir unter dem weißen, mit hellgrünem und goldenem Stuck verzierten Kirchengewölbe sitzen, erinnere ich mich kurz an Tims Schulabschlussfeier. Damals hatte sich das Kirchenschiff in einer plötzlichen Offenbarung vor mir geöffnet und den Blick in eine unbegrenzte Zukunft freigegeben.

Nun erklingt die erste Kantate und erfüllt mich mit ihrem kontrapunktischen Jubilieren. Ich sehe Monika und Patty vor mir. Wie oft seid ihr mir seit euren Toden begegnet und wie sehr habt ihr mich damit berührt! Ist „Geist“ jene Berührung, die mich im Innersten ergreift und die es ermöglicht, dass ihr mir wieder erscheint?

„Was verstehst du unter Geist?“ flüstere ich Dennis in der Pause vor dem nächsten Satz zu. „Pst! das geht jetzt zu weit“, flüstert er zurück, den Zeigefinger an den Mund gelegt, und lacht. „Aber ich sehe ihn in der Musik mit meinen Ohren.“ Mein Blick schweift an den Rundbögen des Gewölbes entlang zu den Fenstern, in denen wieder ein Himmelsblau erscheint: „Und ich höre ihn mit meinen Augen.“ Was für eine gelungene Komposition wir zwei doch sind, denke ich. Kontrapunkt um Kontrapunkt ergänzen wir uns.

Es ist euch gut, dass ich hingehe, erklingt der Bass der nächsten Kantate. Der letzte Choral ergreift mich besonders, mein Blick fällt wie zufällig ins Programmheft: *Dein Geist … setzt und richtet unsren Fuß, dass er nicht anders treten muss, als wo man findt den Segen*, überfliege ich die Zeilen.

Stimmt das so? frage ich mich. Das schwere Leben von dir, Monika, zieht an mir vorbei. Schon mit vier Jahren bist du in einer inneren Wüste gelandet, es folgten Depressionen, die immer wieder aufbrachen, und schließlich musstest du in der psychiatrischen Klinik verweilen, Endstation. Umso mehr erscheint mir dein friedliches Sterben und unsere Begegnung darin wie ein Geschenk. Tränen steigen in mir auf. Ich fühle Dankbarkeit und Schmerz zugleich wie helles Licht und schwarze Schlagschatten. Und wieder erklingt in mir ein Requiem für dich, im Einklang mit dem letzten Choral. Unser Zusammensein, Monika, ist unvollendet vollendet. Was haben wir alles im Leben verpasst! Doch was für ein Glück war es, dass du mich trotz allem Schwierigen zwischen uns zu deinem Sterben hinzugerufen hast und dass ich den Ruf verstand. Wie dankbar bin ich dir dafür. Wie innig waren wir darin verbunden. Dort habe ich mich von dir verabschieden können, in einer uns beide tragenden Atmosphäre, in einem Innenraum, der ganz von Liebe erfüllt war. An diesem Ort kann ich dir immer wieder neu begegnen. Er reicht tiefer als die Schmerzen, die wir miteinander ausgestanden haben. Inmitten von all dem Unvollendeten, was zwischen uns bleiben wird, ist er vollendet.

Ich lege meinen Kopf auf die Schulter von Dennis, er lehnt seinen Kopf an meinen. So aneinander gefügt, spüre ich das ruhige Atmen, ein und aus, getragen von den Melodien, auf und ab, es erfüllt mich mit Urvertrauen. Die Wellenlinie macht hörbar, was in uns weiterklingen wird, wenn die Musik bereits verschwunden ist, und was schon erklungen sein wird, bevor wir sie wieder hören.

Fluss

Im Innersten dieser Wellenbewegung erfasst mich zugleich eine große Sehnsucht. Wenn ich selbst einst verklungen sein werde, werde ich die Schönheit dieser Welt nicht mehr erfahren können, zumindest, so denke ich, nicht mehr mit diesen körperlichen Sinnen, in dieser wunderbaren Endlichkeit, in der ich taste, rieche, schmecke, sehe, höre, spüre und in alledem berühre und berührt werde – vom Wind auf meinem Körper, von den Farben auf meiner Netzhaut, von den Tönen auf meinem Trommelfell, von den Düften in meiner Nase, von all den Geschmäckern auf meiner Zunge – von all den Berührungen, in denen mein ganzes Wesen zu einer Membran für meine Sinne wird und diese mit all ihren Antennen die Schönheit einzufangen versuchen, die im Zusammenklingen von Endlichem und Unendlichem entsteht.

Wie sehr werde ich mich nach dieser Welt sehnen, danach, die Nebel aus den Tälern aufsteigen zu sehen, hinauf zu den im ersten Morgenlicht blau-schwarz-violett-transparenten Bergen, hinauf zur Melodie ihrer feinen Linien am Himmel. Wie einzigartig ist diese Erde! Und hingegeben ans Staunen, dass diese Welt existiert, frage ich mich: Warum ist überhaupt etwas und nicht einfach nichts? Mitten im Erstaunen überwältigt mich die Einsicht, wie kostbar diese Welt ist und wie sehr wir für sie sorgen müssen, und ich spüre eine Verantwortung in mir aufsteigen, die sich wie eine Nabelschnur zur Erde hin erstreckt.

Am nächsten Tag frühmorgens betrachte ich am offenen Fenster die Verwandlung des Lichtes bei Sonnenaufgang. Die rote Sonnenscheibe erscheint am Horizont und steigt langsam auf. Die ersten Strahlen begrüßen die weit aufgespannten Blüten der Malven im Garten und tauchen ihre zarten Farben in ein warmes Leuchten. Sie erreichen den Wasserstrahl des Brunnens und verwandeln ihn in flüssiges Kristall. Die Wellen im Brunnen bewegen sich in feinen Linien kreisend an seine Ränder. Der Himmel spiegelt sich darin. Eine Welt, für einen Augenblick getragen von Schönheit. Ich sinke tief in sie hinein und weit in sie hinaus. Die Stille in ihr ist vollkommen.

Als ich schwanger war, träumte ich von einem blauen Himmelsfluss. Ich sah ihn von oben. Er schlängelte sich in einer strahlenden Lebendigkeit durch grünes Land. Die Stimmung war heiter. Der Fluss glitzerte golden, an manchen Stellen silbern auf. Sein Glanz beruhigte mich zutiefst. Das Wasser leuchtete mir mit einer Kraft entgegen, als sei es unzerstörbar. Fließt dieses Wasser jetzt auch im Brunnen, das Wasser allen Entstehens?

Ich überlasse mich seinem Fluss und werde wieder zu den allerersten Anfängen zurückgetragen, dorthin, wo Leben entsteht, mitten hinein in die Wasser des Werdens. Zum ersten Mal erträume ich das Werden meines Kindes in mir.

Im Wasser des Werdens

Bin ich?

Alles fließt und ist am Werden. Irgendwie bin ich und irgendwie bin ich nicht. Irgendetwas träumt und irgendetwas ist am Erwachen. Erwachen wohin? In einen Fluss hinein, in Luft hinaus? Es ist endlos weit. Es fühlt sich wie Himmel an und fließt. Es fühlt sich wie Wasser an und schwebt. Ist es ein Himmelsfluss? Etwas lässt mich sinken und steigen und etwas trägt mich darin. Mich? Was ist das – „mich"? Alles ist unbekannt.

Sind das die Wasser des Lebens? War ich denn tot? Und wenn ich tot war, wo komme ich denn her? Ich versuche zurückzuschauen, es gelingt mir nicht, es bildet sich eine Wand aus Dunst. Was durch den Dunst zu mir herüberscheint, ist ein weich gestreutes Licht. Es ruft ein mildes Gefühl in mir hervor. Heißt mich ein Licht willkommen?

Unendlich zart bin ich, begrenzt und unbegrenzt zugleich. Das milde Licht durchströmt mich. Ich bin transparent. Vorsichtig versuche ich, in dieses durchsichtige Gebilde hineinzuspüren. Etwas pulsiert darin, öffnet sich und schließt sich und pocht in einem Netz von weit verzweigten allerfeinsten Kanälen. Sind sie schon oder entstehen sie erst? Was ich wahrnehme, verliert sich im Erspüren.

Ich werde, unaufhörlich. Kann ich mich irgendwo festhalten? Nein. Ich werde erschaffen, unausweichlich. Das ängstigt mich. Ich fühle mich eingesperrt in dieses Werden. Komme ich da je wieder heraus? Kann ich dem widerstehen? Soll ich es überhaupt versuchen? Es würde all meine Kräfte erfordern, ich müsste diesem Strom, in dem ich werde, ein „Nein“ entgegensetzen. Vielleicht könnte ich mich so wieder aus diesen Gewässern zurückziehen. Noch hat es gerade erst begonnen, noch könnte es gelingen. Jetzt wäre der richtige Zeitpunkt. Doch wie komme ich durch den Dunst hindurch, wie komme ich hinüber? Und wohin?

Auch der Weg zurück ist unbekannt. Ich fürchte mich davor. So bin ich also in diese Existenz hineingeworfen, gezwungen, darin zu werden! Es empört mich. Wenn ich eine Stimme hätte, würde ich schreien, so laut ich könnte. Doch wer würde mich hören?

Da erkenne ich wieder das dunstige Licht. Es ist weich und besänftigt mich. Es spricht zu mir ohne Worte, nur mit dem milden Farbton seiner Schwingung. Ich kann es noch nicht hören, doch ich spüre es. Es meint: „Hab keine Angst, du bist umfangen, du wirst getragen. Vertraue, vertraue dich an.“ So stark ist sein Ton, dass ich aus der Angst heraus in seine Schwingen sinke. In ihnen fühle ich mich geborgen, getragen, hinübergetragen durch alles, was noch kommen wird. Von weither steigt in mir ein Tongebilde auf und trägt mir auf seiner Schwingung einen Klang zu: Ja! Das Ja vibriert durch mein ganzes Wesen und füllt mich aus. Ich spüre seinen Goldton. Er vermischt sich mit dem Fließen und durchströmt mich mit einem Gefühl von Wonne.

Ich bin!

Ich werde erschaffen, immer mehr. Ich liege in vielen Strömungsfeldern, die mich alle gleichzeitig hervorbringen. Ich möchte mich in ihnen orientieren. Mir wird schwindlig. Ich versuche sie zu unterscheiden. Es ist unmöglich, denn mein Bewusstsein gleitet durch alle gleichzeitig hindurch. Halt! rufe ich ohne Stimme, mit meinem ganzen Sein. Ich brauche eine Pause, ich muss innehalten, ich will einen Überblick gewinnen über das, was hier vor sich geht. Niemand hört mich, ich werde von der nächsten Strömung ergriffen. Ich versuche mich dagegenzustemmen, das Wasser zu stauen. Doch nun entstehen Wirbel. „Hilfe! Ich ertrinke, ich gehe unter", schreie ich stumm in die Schöpfung hinein. Doch niemand antwortet. Der Sog dieser Wirbel ist so stark, dass ich den Widerstand aufgeben muss und mir nichts anderes übrig bleibt, als mich dem Werden zu überlassen.

Wenn ich nur nicht so allein wäre! Ich strecke all meine sich entwickelnden Sinne aus: Ist da wirklich niemand? Da nehme ich ein Pochen wahr. Es ist das Herz. Meint es mich, wenn es pocht? Pocht es mir zu? Ist es ein Freund, der mir antwortet? Ich verfolge die Frage nicht weiter, ich bin so hungrig nach einem Gegenüber, dass ich mich sofort darauf einstimme. So gleichförmig es auch pocht – besser das als nichts. Es tut mir gut, es gibt mir Rhythmus. Ich folge dem Schlagen dorthin, wo es herkommt. Es führt mich einer Mitte zu. Ich vergesse all das Strömen. Hallo, da bin ich! mache ich auf mich aufmerksam. Ich schlage mit dir. Das erfüllt mich mit Entschiedenheit, gibt mir eine Richtung. Ich flottiere nicht mehr in den Gewässern dahin, ich steuere hindurch. Wohin?

Ich empfinde: ins Offene. Ist dies das Leben? frage ich das Herz. Klopfend befeuert es mich. Ich verstehe: Wir klopfen uns gemeinsam in dieses Offene, zielgerichtet. Ich erahne darin eine Linie, eine Lebenslinie, die sich mit uns beiden herausbildet. Ich und du, wir zwei sind lebenslange Gefährten.

Jetzt bin ich erleichtert und fühle mich freier. Das Offene ist nicht diffus, ich löse mich nicht darin auf, ich treibe nicht irgendwo allein dahin. Ich bin gebündelt in diesem Rhythmus, der mich ermutigt und bestärkt und in eine Richtung lotst. Der Wille zu leben ergreift mich, ich spüre eine Bestimmung darin. Von nun an bin ich entschlossen, mich ans Werden hinzugeben, und kann mich darin entspannen. Ich mache mit, ich gestalte mit. Ich erschaffe, indem ich erschaffen werde.

Mittelpunkt

Viele Strömungen sind da im Spiel. Nur wenige kann ich erfassen: Strömungsfelder von Organen, die am Wachsen sind, Felder von Nervenbahnen, die entstehen und durch die mein Bewusstsein gleitet. Ich bin in all diesen Strömen, die mich gleichzeitig hervorbringen und die ich kaum unterscheiden kann. Doch mitten drin schlägt das Herz. Es hinterlässt in all den Feldern, in denen ich gestaltet werde, seine minutiösen Wellen, die mich im Entstehen wiegen.

Ich werde eins mit dem Pochen. In all den Strömungen, die immer stärker werden, pulsiere ich nun entschieden mit. Und indem ich erschaffen werde, schlage ich mit meinem Puls selber Wellen durch alle Felder. Ich spüre die Wellen von mir ausgehen und sich in immer feiner werdenden Kreisen in alle Gewässer hinein weiten, so weit, dass es mir fast schwindlig wird. Doch ich weiß: Der Mittelpunkt bin ich selbst. Dahin zurück kann ich immer wieder kommen. Mit diesem Gefühl von Verankerung gelingt es mir immer mehr, mich den sich weitenden Kreisen zu überlassen.

Die Wellen, die von meinem Puls ausgehen, verbinden sich mit den vielen Rhythmen in all den unterschiedlichen Strömungsfeldern. Jetzt kann ich mich ihnen hingeben, ich kann mit ihnen flottieren, mich ihren eigenartigen Bewegungen anvertrauen. Ich werde von ihnen im Entstehen geschaukelt, viel-rhythmisch, viel-lebendig, sie alle hauchen mir Leben ein, ich zittere vor Erregung.

Universum

Fließe ich oder schwebe ich? Beides in einem. Ich wiege mich in ozeanischen Gefilden, die mir wohlgesonnen sind. Ich schwebe, bewege mich und werde bewegt. Ich bin ein werdender Ozean und vibriere vor Glück und Lebendigkeit. Da sehe ich Lichter. Wo sind sie, wo werden sie? Millionen von Lichtpunkten glitzern mir zu. Sind es Sterne, die mich von weither hier willkommen heißen? Oder entstehen sie im funkelnden Blut, das in mir pocht? Sind sie in mir? Außerhalb von mir? An beiden Orten zugleich?

Nun höre ich eine Musik, sie gibt mir zu verstehen: Du bist ein werdendes Universum. Alles, was hier am Entstehen ist, wird symphonisch. Hörst du mich? Ich bin die Sphärenmusik. Du wirst von mir gespielt, du wirst von mir komponiert, im Einklang mit all den anderen unendlich werdenden Galaxien.

Darin bin auch ich ein weites, schwebendes Bewusstsein, ich bin in mir und doch auch außerhalb von mir. Ich bin viel größer als ein Ich und spanne meine Flügel aus. Wohin fliege ich? Hinaus? Hinein? Ich fliege in beide Richtungen, wie es mir beliebt, ich bin frei. Ich bewege mich durch einen Außenraum und einen Innenraum, ich bin in beiden Räumen zugleich. In beide Richtungen fliege ich in eine Unendlichkeit hinein. Wo immer ich mich befinde, bin ich schon vollkommen.

Habe ich je eine größere Geborgenheit gefühlt als in dieser Unendlichkeit, in diesem Weitflug? Ich kann mich nicht daran erinnern, ich bin alles in einem, gleichzeitig, jetzt.

Dialog

Ich höre ein Klopfen. Ein stärkeres Schlagen, als ich es kenne, holt mich aus meinem Höhenflug. Was nehme ich wahr? Ich strecke meine sich entwickelnden Sinne so weit hinaus, wie ich nur kann, ich habe das Gefühl, ein anderes Wesen versuche mich zu erreichen. Es klopft mit einem großen Herzen durch einen weit verzweigten Raum, der auch mich umfasst.

Wer bist du? rufe ich aus. Ich bin deine Mutter, ruft sie mir zurück. Ein Hin und Her entfaltet sich, ich frage und sie antwortet mir:

Wo bin ich?

Du bist in mir.

Woher komme ich?

Ich habe dich empfangen.

Wer bin ich?

Das möchte ich auch gerne wissen.

Was ist ein Ich und was ein Du?

Für mich bist du ein Du, für dich bist du ein Ich. Für dich bin ich ein Du, für mich bin ich ein Ich.

Ich-Du, Du-Ich, kann ich immer dazwischen hin und her pendeln?

Ja.

Bin ich so nie allein?

So ist es. Nie allein!

Kann ich dich alles fragen, was ich wissen möchte?

Ja, ich werde mich um dich kümmern und dir antworten, so gut ich kann. Ich weiß, du hast noch keine Ohren, um zu hören, und keine Augen, um zu sehen, doch was ich dir sage, kannst du spüren. Und was du mir sendest, kann ich auffangen, weil es mich berührt. Ich liebe dich, du bist mein Kind!

Ich fühle mich gehalten in einem Gefäß aus Mutter. Es wiegt mich und liebkost mich mit einer großen Zärtlichkeit. Das milde Licht, das mich zuerst umfing, verbindet sich mit ihrer Liebe.

Mutter, rufe ich wieder, bist auch du gehalten von einem Gefäß aus Mutter?

Mein Kind, was für eine Frage! Gib mir Zeit, damit ich eine Antwort finde.

Getragen

Nach diesem Dialog mit meinem Kind mache ich mitten in der Nacht eine seltsame Erfahrung: Ich schwebe in einem freien und doch weichen Fall hinunter, bis ich allmählich in einer Tiefe lande, wo ich aufgefangen werde. Unwillkürlich kann ich von diesem Ort in mir weit hinausspüren in eine unsichtbare Hülle, die dennoch fühlbar ist. Ich empfinde, dass sie mich im Äußersten umgibt und im Innersten berührt, als würde ich das Äußerste meines Innersten erfahren. Weil sich diese Hülle so sehr körperlich anfühlt, bin ich mir sicher: Da ist eine Haut, die mich umgibt und trägt, obwohl sie mich wie Luft umfängt. Besonders deutlich spüre ich dabei ihre Unterseite, auf der ich aufliege. Sie gibt mir die Gewissheit, von unten her getragen zu werden. So liege ich auf dieser Haut und bin zugleich in ihr drin. Ich fühle mich so sehr von ihr beschützt, als könnte mir selbst der Tod nichts mehr anhaben. In diesem Augenblick empfinde ich, dass sie mich von weit her trägt und weit hin trägt, durch Geburten und Tode. Eine tiefe Ruhe entsteht in mir: Etwas ist unzerstörbar.

Danksagung

Ich danke

- den frühen Morgenstunden, die es mir ermöglicht haben, mit Ruhe und Konzentration zu schreiben
- meiner Familie, die meine Arbeit mit andauernder Ermutigung unterstützt hat
- Prof. Dr. Karl Pestalozzi, der dieses Buch mit Sachverständnis und konstruktiver Kritik begleitet hat
- meinem Lektor Jürg Wahlen, der den Text mit viel Einfühlungsvermögen und Sorgfalt korrigiert hat
- Ursula Steimer, die mich mit Geduld und Liebenswürdigkeit beim Arbor-Verlag betreut hat
- Erika Beermann-Biner, Stephanie Lange, Susanne Maurer, Veronika M. Schmidt, den weisen Hebammen dieses Buches
- all denen, die seinem Entstehungsprozess von Anfang bis Ende mit Rat und Tat beigestanden sind: Peter und Judith Beeler-Lauber, Eva Bischofberger, Ruth Brändli-Blesi, Chafora Hubinger, Peter Hülswitt, Angela Krieglsteiner, Silvia Letsch-Dörrer, Susanne Meyer-Bretschneider, Satomi Miyazaki Bischofberger, Shraddha Ira Mohn, Alla Polskaya Scheuber, Andreas Scheuber

- den Sachverständigen zum Thema Geburt und Sterben: Irène Bruderer, Barbara Laule, Ulrike Lichtenberg, Birgit und Hans-Lothar Michels, Claudia Schönenberger, Daniela Sinsel und Joke van de Belt-Optiker
- den künstlerischen Beratern Franziska Bannwart, Rahel Beyerle, Dieter Krieger, Christof Stählin und Fausto Tisato
- und den vielen Menschen aus meinem Freundeskreis, denen ich Texte zum Lesen geben durfte und die mir mit ihrem Feedback zu einem lebendigen Spiegel wurden.

Zur Autorin

Silvia Boadella, geboren 1948, aufgewachsen in Basel, Studium der Philosophie, Germanistik, Psychologie und Kunstgeschichte, Promotion an der Universität Tübingen zum Dr. phil. in Philosophie mit einer Arbeit über Theodor W. Adornos Ästhetik.

Vierjährige Lehrtätigkeit als Gastprofessorin an der Universität Kanazawa in Japan. Intensive Auseinandersetzung mit dem Zen-Buddhismus, Training in Buto-Tanz bei Kazuo Ohno und Realisierung von eigenen Performance-Projekten. Aufenthalt in Indien und Lektorin am Goethe-Institut New Delhi.

Ausbildung in somatischer Psychotherapie. Langjährige Praxis als Psychotherapeutin. Seit 1986 gemeinsam mit ihrem Mann David Boadella Entwicklung der Biosynthese, einer heute weit verbreiteten Psychotherapie-Methode. Leiterin des Internationalen Instituts für Biosynthese in der Schweiz, Mitherausgeberin der Zeitschrift «Energie & Charakter». Internationale Vortrags- und Kongresstätigkeit, Veröffentlichung von verschiedenen Artikeln und dem Buch «Erinnerung als Veränderung» (Mäander). «Die tragende Haut» ist ihr erster Roman.

www.biosynthesis.org www.silviaboadella.com

Inhalt

1 Der Ruf

2 Eine Ankunft

3 Abschied und Neubeginn

Online

Umfangreiche Informationen zu unseren Themen, ausführliche Leseproben aller unserer Bücher, einen versandkostenfreien Bestellservice und unseren kostenlosen Newsletter. All das und mehr finden Sie auf unserer Website.

www.arbor-verlag.de

Mehr über Silvia Boadella

www.arbor-verlag.de/silvia-boadella